Gritos y murmullos del cuerpo

GÉRARD SAKSIK y CHRISTIAN FLÈCHE

Gritos y murmullos del cuerpo

La prevención de las enfermedades por la gestión de las emociones

EDICIONES OBELISCO

Si este libro le ha interesado y desea que le mantengamos informado
de nuestras publicaciones, escríbanos indicándonos qué temas son de su interés (Astrología, Autoayuda,
Ciencias Ocultas, Artes Marciales, Naturismo, Espiritualidad, Tradición...)
y gustosamente le complaceremos.

Puede consultar nuestro catálogo en www.edicionesobelisco.com

Los editores no han comprobado la eficacia ni el resultado de las recetas, productos, fórmulas técnicas, ejercicios o similares contenidos en este libro. Instan a los lectores a consultar al médico o especialista de la salud ante cualquier duda que surja. No asumen, por lo tanto, responsabilidad alguna en cuanto a su utilización ni realizan asesoramiento al respecto.

Colección Salud y Vida natural
GRITOS Y MURMULLOS DEL CUERPO
Gérard Saksik y *Christian Flèche*

1.ª edición: junio de 2021

Título original: *Cris et murmures du corps*

Traducción: *Susana Cantero*
Maquetación: *Marga Benavides*
Corrección: *Elena Morilla*
Diseño de cubierta: *TsEdi, Teleservicios Editoriales, S. L.*

Edita: Ediciones Obelisco, S. L.
Collita, 23-25 Pol. Ind. Molí de la Bastida
08191 Rubí - Barcelona - España
Tel. 93 309 85 25
E-mail: info@edicionesobelisco.com

ISBN: 978-84-9111-746-9
Depósito Legal: B-9.726-2021

Impreso en los talleres gráficos de Romanyà/Valls S. A.
Verdaguer, 1 - 08786 Capellades - Barcelona

Printed in Spain

Prefacio

Salud y prevención

La salud depende de numerosos factores, y yo, en este libro, he puesto mi interés de modo más específico en las causas psíquicas de las enfermedades. En efecto, el hecho de ser profesional paramédico me ha puesto a diario en contacto con el sufrimiento humano. A veces he acertado a atenuar ese sufrimiento con los tratamientos que he aplicado, y mediante la PREVENCIÓN he intentado impedirlo. Por compasión natural, y siendo así que no puedo permanecer insensible, la prevención me ha hecho soñar siempre con un mundo más justo y más feliz.

El sentido de este libro nació de varias constataciones:

1. Después de haber escuchado, acompañado y atendido durante mi carrera profesional a miles de personas que padecían enfermedades más o menos graves, constaté lo siguiente:

   Entre la aparición de los síntomas propios de la enfermedad diagnosticada y «el inicio del estrés» ligado al conflicto que es el desencadenante de aquella, transcurre «cierto lapso de tiempo». Tiempo durante el cual todas las personas presentan signos emocionales, físicos, psíquicos, comportamentales y neurovegetativos bastante similares y que prefiguran la eclosión del mismo tipo de enfermedad: esto son los pródromos. Este tiempo «de incubación de los síntomas», este tiempo de los pródromos, no es totalmente silencioso, pero sí es discreto. Puede durar desde unos días a unos meses o unos años. Así pues, la pregunta importante que nos tenemos que hacer es: ¿no podría aprovecharse ese tiempo para intervenir de manera útil antes de que aparezca la enfermedad?

ESQUEMA LÍNEA DE TIEMPO

CHOC ____ PRÓDROMOS ____ TRATAMIENTO PREVENTIVO
____ SÍNTOMA ____ TRATAMIENTO CURATIVO

Desgraciadamente, este período de estrés es como una «zona ciega» para la mayor parte de los profesionales de la salud, e incluso para la mayoría de los futuros enfermos. Se lo coloca en el cajón de sastre de un estrés global e indiferenciado. Ahora bien, si miramos de más cerca, observamos que ese estrés no es uniforme ni inocente. Además, suele tener un sentido muy preciso a pesar de la diversidad de sus manifestaciones. Es un lenguaje de signos que hay que desencriptar. Estos signos desorientan al observador por su diversidad y su labilidad. **Ello no obstante, esas manifestaciones emocionales, biológicas y comportamentales son totalmente espontáneas y emergen de nuestro ser biológico**. Manifiestan las reacciones de nuestro inconsciente, el cual, «como mediante un sueño despierto de los órganos», quiere expresar algo.

2. Este libro es un testimonio de mi recorrido profesional, pero también es un reto, porque no hay, o hay poquísimos, trabajos escritos en este sentido. La mayoría, quizá el 95 %, tratan de las enfermedades ya declaradas, de los estreses ya somatizados, y el 5 % restante tratan de la prevención. Todo transcurre «como si las cosas feas», con un poco de suerte, no tuvieran que llegar. «Ojos que no ven, corazón que no siente». *Sin novedad, señora baronesa…*

   Nos cuesta dormir, tenemos algún dolorcillo leve, algún que otro trastorno digestivo, y nos decimos: «¡Ya se me pasará! Esto no es nada, si yo estoy bien, los problemas a mí no me afectan, eso es para los demás. Yo soy robusto». Y tampoco establecemos, o poquísimo, el vínculo entre ese algo discreto que se produce hoy y lo que podría llegarnos un día.

El no querer ver venir el problema es «hacer el avestruz». ¿Para qué modificar nuestros pensamientos, comportamientos o creencias mientras no estemos enfermos? ¡Eso es demasiado duro y tenemos otras cosas que hacer, más urgentes o más entretenidas! ¿Acaso no se dice en Occidente que solo se cuida a las personas cuando caen enfermas, mientras que en Oriente (sobre todo en China) se cuida a la gente que goza de buena salud con el fin de que no caigan enfermos?

La «no salud» cuesta miles de millones de euros a la comunidad y al Estado, que constantemente está en déficit presupuestario del ministerio de Sanidad. Para los políticos, esto debería ser una prioridad nacional. Soñando un poco, se podrían incluso modificar los presupuestos de sanidad para implantar, por ejemplo, la devolución del coste de las clases de gimnasia, o de yoga, o de las actividades deportivas, ¡que en sí mismas contienen un programa de prevención natural de las enfermedades!

Este método en principio es experimental y, como cualquier teoría, debe comprobarse mediante la experiencia y la observación, y debe ser reproductible para ser avalado. Su intención es científica, aunque las reacciones emocionales dependen enteramente de la persona que está viviendo la situación estresante que sea. Lo que sí es seguro y constante es nuestra estructura biológica, que existe desde hace milenios y que perdurará seguramente así durante miles o millones de años. Salvo, claro está, si sobrevienen modificaciones debidas a la emergencia de nuevas ciencias como la genética, la física cuántica, etc.

Nuestro código biológico tiene, en efecto, sus leyes, sus exigencias, sus imperativos y sus exactitudes impresionantes, como, por ejemplo, la replicación idéntica de una célula; no podemos sino admirar el trabajo de la naturaleza cuando constatamos que en cada mitosis celular se produce la copia de casi tres mil millones de informaciones diversas, y además ¡nuestro cuerpo realiza sin equivocarse las copias de varios millones o miles de millones de células al día!

Ahora bien, nuestras reacciones emocionales son un puro producto biológico, una creación espontánea de nuestro inconsciente cuando este se encuentra en situación de simple estrés o frente a un gran peligro. El profesor Edmond Jacobson, de la Universidad de Chicago, nos habla, en este caso, de una respuesta «evaluación-adaptación-supervivencia» del organismo. Ciertas luces testigo se ponen en rojo para evaluar la importancia de la amenaza. Es como una gesticulación interior de nuestros órganos, una efervescencia de moléculas, un lenguaje primigenio del cuerpo antes de las palabras. Un lenguaje para expresar y acompañar el sentido de nuestro *resentir*[1] conflictual. Ciertos órganos del cuerpo se colocan en formación de batalla para hacer frente a los estresores, y cada uno da su parecer según su especificidad anatómica y su genio propio. Ahora bien, cada tejido, cada órgano está dotado de una inteligencia o de una «forma-pensamiento» sustentada por su función fisiológica, su estructura y su bioquímica. Actúa para sí mismo y para el todo (ejemplo; las células del pie se replican siempre para *hacer pie* y al mismo tiempo para que el resto del cuerpo pueda andar).

Cada célula que se siente interpelada comunica su «forma-pensamiento» –igual que una buena empleada comunica la información de la que dispone– al resto del cerebro, el cual, al modo de un director de empresa y como buen estratega, la evaluará tomando en consideración los demás pareceres que van llegando hasta él, para tomar la decisión de su *resentir* global frente al desafío que plantea ese estrés.

Por todas estas razones, nuestras reacciones emocionales no son fruto del azar, ni generaciones espontáneas producidas a semejanza de los microbios en la época de Pasteur. No: responden a cierta lógica de supervivencia de nuestro ser interior, arcaico y moderno a la vez y cu-

---

1. Recordamos que resentir es un término acuñado en Descodificación Biológica que en absoluto tiene que ver con las nociones de «rencor», «resentimiento» o «estar resentido», sino que designa una emoción vivida por la persona en un momento conflictivo, olvidada o silenciada después, y que aflora de nuevo (de ahí el prefijo re-sentir) cuando la persona vive una nueva situación conflictiva que despierta esa misma emoción. *(N. de la T.)*

yas leyes nosotros tan solo descubrimos y describimos aquí con una finalidad de prevención.

Así pues, en los capítulos siguientes vamos a abordar varios temas:

1. Los orígenes del estrés y la comprensión de los mecanismos de activación de la enfermedad.
2. La prevención mediante la toma de conciencia de los primeros signos que anuncian una futura enfermedad, los «pródromos».
3. La expresión simbólica del cuerpo, para una lectura y una comprensión más atinadas de la localización de los síntomas.
4. Protocolos para la gestión y la prevención de los diferentes tipos de estrés.

Estas primeras informaciones nos van a guiar para saber qué parte del cuerpo podrá ser la diana biológica preferente del malestar que estamos viviendo actualmente. De modo que, siempre a título de prevención, se propondrán varios consejos con el fin de manejar ese estrés.

En el caso de una enfermedad ya declarada, ni que decir tiene que es imperativo procurarse asiduamente los tratamientos médicos habituales. En ningún caso se debe abandonar un tratamiento sin pedirle opinión al médico. La identificación –muchas veces– y la disminución posterior del estrés que puede darse en ciertas enfermedades solamente será un complemento útil del tratamiento médico si respetamos esta condición.

Esta nueva luz arrojada sobre las consecuencias posibles de nuestros actos nos conduce a una visión más moral y más respetuosa del otro. ¿Podremos albergar la esperanza de que algún día, en una sociedad más tolerante, veremos emerger un bienestar individual para cada uno y, a la vez, una felicidad colectiva?

¡Buena lectura!

Gérard Saksik

Tu cuerpo enfermo: ¿maestro o tirano?

Sobre las enfermedades ya está dicho todo. O casi. Bueno, sobre la superficie de las cosas; sobre la descripción exterior. Si nos raspa o nos hace cosquillas. Si la tos es seca o productiva. Si el frío, las corrientes de aire y los sucesos externos amplifican o disminuyen las cosas.

Pero ¿qué es lo que realmente se ha dicho sobre el interior del ser humano? ¿Del hombre, de la mujer, de aquel o aquella que expresa ese síntoma?

Los médicos de antaño realizaron sus estudios a partir de cadáveres. Así comprendieron la anatomía. Hay una gran diferencia entre un cadáver y nosotros: la vida. Y ¿qué es la vida? La vida es: sentir, *resentir*, moverse y conmoverse, tener deseos, tener proyectos. Tener una historia. Tener experiencias.

⁂

Nada está dicho sobre las enfermedades. O tan poco. Todo está por descubrir. Todo está por decir. No sobre la enfermedad, sino sobre el enfermo.

Este libro tiene de original que se sitúa antes de la enfermedad y antes del síntoma; antes de los síndromes. Justo un poquito antes existen lo que nosotros llamamos los pródromos; los signos precursores. Todas esas minucias a las que no hacemos caso. Todas esas lucecitas intermitentes del salpicadero de nuestra consciencia, o de nuestra preconsciencia.

Los pródromos se muestran en todos los ámbitos.

El campesino mira a poniente antes de irse a cenar y sabe qué tiempo hará al día siguiente. El ganadero mira el ganado, conoce a sus animales y prevé que tal hembra va a parir, por ejemplo, o a caer enferma, y lo ve en que muestra un comportamiento particular. El labriego observa sus tierras, sus árboles, el profesor a sus alumnos, el albañil las paredes... y a través de detalles que no ve nadie más: una ligera fisura, sequedad en el muro de carga, moho, sabe lo que va a ocurrirle a esa casa si nadie hace nada. Y eso puede suceder dentro de un mes o de un año. El mecánico mira el estado de tus neumáticos, escucha tu motor...

Pero tú: ¿te escuchas? ¿Te conoces? ¿Estás atento a esas fisuras de tus muros interiores, a esos ruidos de tu motor emocional? ¿A ese desgaste, a ese color particular que aparece al declinar el día en tu cielo mental o sentimental? Pues no; eso lo descuidamos. Pensamos: «¡Ya se me pasará! ¡Qué importancia va a tener!», no es más que una leve diarrea, o unas deposiciones apenas blandas, o demasiado duras, no son más que picores, o una febrícula, un dolor desacostumbrado en la cabeza, una dificultad para conciliar el sueño o un despertarte muchas veces, un descenso o un aumento del apetito. Un nerviosismo que no te conocías.

Todo esto son pródromos, son fisuras. Y todo esto quiere atraer nuestra atención.

Sí, nuestro cuerpo biológico tiene su propio lenguaje para decirse. Y nosotros te vamos a invitar a ese aprendizaje, a modo de reeducación, de reencuentro con uno mismo. No se trata, ni mucho menos, de volvernos egocéntricos. Ombliguistas. Narcisistas. Nada más lejos. Se trata de estar presente, lúcido, de ser consciente, atento, amante.

Si te sientes cosillas en el estómago, sabes que tienes hambre y vas a comer; eso no es ser narcisista. Si tienes presión en la pelvis, sabes que tienes orina en la vejiga y necesidad de orinar. O de defecar. Eso no es ser narcisista. Es estar vivo y desear seguir estándolo.

Pero si te niegas a comer, o a irte a acostar, o a defecar, ¿qué ocurrirá? Aumentará la sensación, el malestar, la inanición, la debilidad, la intoxicación; sobrevendrán problemas reales y serás tú quien los sufra.

Así que bienvenido a este encuentro particular. Este encuentro contigo, en la escuela de tu cuerpo. Puedes ser alumno suyo, con el fin de convertirte en dueño y maestro de tu propia vida.

El cuerpo: hazte rápidamente discípulo suyo, con el fin de no convertirte en su esclavo.

Sana antes de estar enfermo.

CHRISTIAN FLÈCHE

CAPÍTULO 1

La prevención mediante la comprensión del ingreso en la enfermedad

Metáfora de la prevención

Un perro entra en una urbanización en la que se encuentran tres grandes casas.

La primera casa tiene la puerta de entrada cerrada y la puerta de salida cerrada. La segunda tiene la puerta de entrada abierta y la puerta de salida abierta. La tercera casa tiene la puerta de entrada abierta y la puerta de salida cerrada.

El perro está furioso. Se acerca a las casas. Da vueltas alrededor de la primera, pero no puede entrar porque la puerta de entrada está cerrada. Después, encuentra la segunda casa; entra y vuelve a salir inmediatamente sin causar desperfectos, o muy pocos. Una vez llegado a la tercera, entra pero ya no puede salir, y ahí sí causa muchos daños.

Esta es la metáfora del drama, de la enfermedad y de la prevención.

En el ejemplo de la primera casa, cuyas puertas de entrada y de salida están cerradas, se produce un evento, pero en mi interior no tiene agarre; no entra en mí, no me procura ninguna emoción. Yo soy espectador de eso. Así que no tengo nada que liberar, nada que sacar, puesto que nada ha entrado.

En la segunda casa, las puertas de entrada y de salida están abiertas. Yo vivo un drama, me impacta lo que ocurre. El perro hace algunos desperfectos en el interior, tira algún jarrón, vuelca alguna silla. Pero sale, es decir: yo me expreso. Digo, de una u otra manera, lo que siento. Hablo de esa violencia, hablo del perro, del comportamiento del otro, hablo de lo que eso produce en mí. Así esa energía puede salir, y a eso se debe que la enfermedad sea realmente mínima.

La tercera casa es la peor, es ella la que crea el *choc*, la enfermedad, porque no se expresa nada. Todo queda impreso. Nada sale fuera, todo se queda dentro. De modo que el suceso está en mí, se queda en mí y continúa estando en mí. La emoción es movimiento, energía: esto continúa haciendo desperfectos, quizá en una sola habitación, quizá en toda la casa, pero afuera no sale nada. Desde el exterior, pueden oírse gritos, alaridos, ladridos, estropicios.

Así que… ¡escoge!

¡Limpiar es bueno!
¡¡¡No ensuciar es mejor!!!

⁎

¡Recibir asistencia es bueno!
¡¡¡No caer enfermo es mejor!!!

¡Tener respuestas es bueno!
¡¡¡dejar de hacerse preguntas es mejor!!!
¡Encontrar es bueno!
¡¡¡dejar de buscar es mejor!!!
¡Reconciliarse es bueno!
¡¡¡dejar de enfadarse es mejor!!!
¡¡¡…!!!

✖ ✖ ✖

La enfermedad nos dice más que la enfermedad

¡La salud interesa más o menos a todo el mundo! Para el confort propio y para disfrutar de la vida. Para uno mismo y sus allegados. Pero igualmente por otras razones. Por lo que **la enfermedad nos dice de nosotros**. «Si estoy enfermo es que he pecado, es que soy un inconsciente, que tengo un problema de antes, que como mal, que mi cama está mal orientada, esto me viene de mis antepasados, de mis vidas anteriores, de los extraterrestres... Así que tengo que cambiar algo en mi vida, mi alimentación, mi psiquismo, mi consciencia, etc.».

La enfermedad nos dice más que la enfermedad. Como prueba de ello tomo las sanaciones operadas por Jesucristo, o por otros místicos, que establecen un vínculo entre enfermedad y extravío, alejamiento del plan de Dios, de la vida que hay en nosotros. «Ve, tu fe te ha salvado; no peques más», le dice Cristo al enfermo curado.

Hay, dicen los místicos, en cada uno de nosotros, **un lugar sin conflicto**, sin idea del mal. Ni siquiera la noción misma de problema, de sufrimiento, puede existir en él. ¡En ese lugar, en ese espacio de conciencia, eso simplemente no tiene sentido alguno!

Todo en ese lugar es perfecto, está justo en su sitio. ¿Cómo acceder a él? Y sobre todo: ¿cómo hacemos para no ser conscientes de eso, de esa absoluta perfección, y residir en ella?

Sí, la salud interesa a la mayoría de nosotros. Entonces ¿por qué la perdemos? ¿Es que no basta nuestra voluntad? Entonces, ¿qué ocurre sin que nosotros lo sepamos y qué nos hace bascular y caer en la enfermedad, la patología, la minusvalía, la muerte?

Nuestra inadvertencia sin más, nuestra ignorancia, como si fuéramos andando de día, con los ojos cerrados, por el borde de un acantilado.

Y, si abriéramos los ojos, ¿qué veríamos? Lo real, nada más, eso a lo que nos pasamos los días y las noches enteros dando vueltas sin cesar por trozos: el mundo real.

Y cómo necesitamos estar es con los ojos abiertos, y muy abiertos, para descubrir los nuevos caminos de las enfermedades evitadas, los nuevos senderos de la salud y de la prevención. Y vamos a constatar que son numerosos. Son posibles en diferentes etapas de nuestro día a día.

No te vamos a decir que cambies tu alimentación o la posición de la cama, o tu higiene de vida en general. Otros libros lo hacen con acierto, y eso a nosotros no nos interesa. Porque la pregunta formulada no es: *¿qué* comes? Sino *¿quién* come lo que tú comes? («No es lo que entra por tu boca lo que te mancilla, sino lo que sale de ella», nos enseña Cristo). El objeto de nuestro libro no es saber *cómo* está dispuesta tu casa, sino *¿quién* vive en ella? La respuesta es rica en consecuencias. En efecto, como tú sabes, dos personas comen la misma comida, una la tolera, la otra no. Una desarrolla una alergia al gluten, y la otra no... ¿Cuál es la diferencia? *Aquel* que come.

La pregunta que hay que hacerse es:

¿quién come?
¿Quién lee lo que estás leyendo tú
en este momento?

Un condensado de historias, de experiencias vividas, de aprendizajes, de emociones.

Durante un concierto, una noche, David Crosby presenta su nueva canción: «Si vosotros hubierais vivido mi vida, seríais vosotros los que habríais escrito esta canción y la estaríais cantando aquí». Si vosotros hubierais vivido mi vida, seríais vosotros los que habríais escrito este libro, y si yo hubiera tenido vuestra historia, actuaría exactamente igual que vosotros y tendría vuestras enfermedades. Porque:

Lo que somos es lo que una vez fuimos. Más que actuar, reaccionamos.

Conjugamos el pasado en presente.

Vamos a ver de más cerca lo que somos en nuestra memoria emocional, biológica...

Educación y aprendizaje

«Hay que estar educado e informado para ser libre».

JOHN FITZGERALD KENNEDY

Cuando comprendemos aquello que dispara, favorece o provoca una enfermedad, podemos actuar sobre ello, de manera preventiva. Profundamente. En la raíz del mal. Ese es el papel que tiene todo aprendizaje: hacernos conscientes para cambiar nuestros comportamientos, nuestros automatismos.

1. Conscientes de lo que provoca la enfermedad: el *choc* conflictivo;
2. Conscientes de lo que favorece su aparición: inhibición, creencias;
3. Conscientes de lo que la mantiene en el tiempo: rechazo o represión de las emociones.

Podemos actuar en cada una de las etapas del ingreso en la enfermedad, porque:

...todo enfermo es un sano
que se ignora

⁂

Cuando ignoramos la causa de un problema, solo podemos actuar sobre el problema, o sea sobre la consecuencia. Por ejemplo: la casa está fría, me abrigo y enciendo la chimenea; el niño muestra fracaso escolar, le pongo clases particulares.

Si conozco la causa de un problema, actúo sobre ella. La casa está fría porque está mal aislada, así que refuerzo el aislamiento térmico. El niño no aprende porque duerme mal: le doy infusiones relajantes; pero duerme mal porque tiene ansiedad, en efecto sus padres amenazan con separarse. Entonces me tomo el tiempo necesario para escucharle y después para tomar en consideración sus emociones y sus necesidades.

Así, conociendo la causa de las enfermedades, podemos actuar sobre el origen de las enfermedades y ser más preventivos. El conocer los criterios por los que el estrés se hace corpóreo, como el aislamiento afectivo, abre nuevas perspectivas de acompañamiento del paciente, en este caso permitiéndole que se exprese profunda y emocionalmente.

¡Di, habla, expresa lo que es fuente de tu mal, su origen, su CAUSA![2]

Mecanismos de instalación de las enfermedades

¿Cómo explicar el afloramiento de una enfermedad? ¿Por qué instala nuestra biología una enfermedad que algún día podría matarnos? ¿Por qué determinadas emociones provocan la reacción de ciertos órganos y no de otros? Entonces, ¿qué emoción es la que he gestionado mal y me ha puesto enfermo?

Para contestar a todas estas preguntas, iremos de lo más simple a lo más complejo.

Cada hombre, que es por esencia y por nacimiento fruto de la naturaleza y de la vida, se irá descubriendo poco a poco a sí mismo y, con el paso del tiempo, tendrá que aprender a vivir con aquello que ha recibido en herencia desde su concepción. Resumiendo en extremo, di-

---

2. El autor escribe «*cause ta cause*», jugando con la identidad fonética y gráfica de los términos «cause» (imperativo del verbo *causer*, «charlar») y el sustantivo «causa». *(N. de la T.)*

remos que hemos recibido un cuerpo compuesto de órganos y un cerebro encargado de gestionar y pilotar el conjunto. Este cerebro posee una capacidad de memoria fantástica, porque atesora datos y aprendizajes que vienen del pasado más remoto, desde nuestros antepasados más lejanos hasta nuestros padres. Además, almacenará nuestras propias experiencias pasadas, presentes y futuras, vividas y sentidas consciente o inconscientemente, como lo demuestra magistralmente Philippe Petit en su libro *Notre corps n'est que mémoire. L'évolution, un savoir-faire pour se soigner,*[3] de la editorial. Lanore. En efecto, en la célula fecundada en el momento de nuestra concepción, nuestros padres nos transmiten una inmensa biblioteca correspondiente a millones de libros que relatan con un lenguaje, con un código biológico, cierta memoria de la evolución de la humanidad.

Para la biología del hombre, que viene haciendo su viaje desde hace varios millones de años, en caso de estrés o de amenaza para su existencia, lo único que cuenta es la supervivencia. Y la supervivencia es el cuerpo quien la permite, su adaptación al exterior, su flexibilidad.

¿No dice acaso Henri Laborit en su libro *L'Homme et la ville,*[4] editado en Flammarion: «La vida tiene su finalidad en sí misma, que es mantener su estructura»? Cada vez que el hombre se ha encontrado en situación de peligro, por reflejo innato se ha visto obligado a elegir entre diferentes soluciones. H. Laborit describe tres: atacar, huir o paralizarse. La parálisis es un síntoma, y yo pienso que podemos añadirle todos los demás síntomas y todas las enfermedades. Otros autores adjuntan la astucia, la mentira y la manipulación. La pregunta que se plantea es: ¿qué hacer en caso de estrés?

– el ataque y el enfrentamiento como solución práctica;
– la huida y el abandono como solución de evitación;

3. Nuestro cuerpo no es más que memoria. La evolución, una destreza para cuidarnos. *(N. de la T.)*
4. El hombre y la ciudad. *(N. de la T.)*

- la astucia, la imaginación y todos los mecanismos de defensa conscientes o inconscientes como solución de superación;
- un síntoma leve o una enfermedad considerados solución por el cerebro dentro del espacio biológico cuyo control posee él.

En efecto, si no es posible ninguna de las tres primeras soluciones, surge una angustia que se intensifica cada vez más y puede transformarse en síntoma o enfermedad.

La ganancia permitida por la enfermedad es para la persona, en ese caso, de tres órdenes:

- Disminución de la angustia y del estrés. Una tensión intensa, física y psíquica que se prolongase podría acabar con las capacidades de resistencia de la persona debilitada por el cansancio. En fase de agotamiento, los gestos dejan de ser precisos, los pensamientos son más confusos y pueden multiplicarse errores que pueden acarrear la muerte por distracción.
- Ganancia de tiempo solucionando el problema hasta ese momento irresoluble.
- Ganancia de vida.

Simplificando más, podríamos decir que poseemos **un cerebro situado entre dos mundos** y que sirve a estos de intérprete, de traductor, de codificador y descodificador. Este cerebro se encuentra:

- entre el mundo exterior: la realidad, el universo, la tierra, la naturaleza y sus recursos, nuestra familia y todos los demás;
- y nuestro mundo interior: ese espacio gestionado por el inconsciente, que es el cuerpo y sus necesidades, el corazón y los sentimientos, así como, en otro nivel, la mente y sus aspiraciones. Nosotros y nuestra conciencia de ser sujeto y objeto.

En caso de peligro externo, el cuerpo (dotado de un conjunto de sistemas fisiológicos operativos) reaccionará de manera concertada con el cerebro y pondrá en alerta a ciertos órganos antes que a otros, según la naturaleza del problema.

Las respuestas son múltiples y variarán en función de la historia de cada uno (su pasado, sus experiencias, su temperamento, sus capacidades, sus creencias) y de su *resentir*. La respuesta al estrés, llamada según Hans Selye[5] «síndrome general de adaptación», activará en primer lugar nuestro sistema ortosimpático. Este movilizará las emociones y los órganos que se hayan sentido concernidos por el tipo de peligro del que se trate. Por ejemplo, si hubiera que escapar de una agresión, serían los músculos de las piernas y de los muslos para correr, así como el incremento de la glucemia de la sangre para que estuviera disponible la energía necesaria.

Constatamos que, si el conflicto psicológico persiste y el estrés se prolonga en el tiempo, el **conflicto podrá volverse biológico**, adoptando su traducción en síntoma orgánico, en enfermedad. Los mecanismos «del ingreso en enfermedad» parecen responder a una lógica inscrita en nuestra memoria genética.

Sometido a un estrés permanente, el organismo fabrica sustancias químicas en gran cantidad, con el fin de permitir un superávit de actividades orgánicas para mantener la energía y la acción. A la orden del cerebro, se secretarán diferentes hormonas del estrés, como la adrenalina. La glándula médulo-suprarrenal, situada encima del ri-

---

5. Selye Hans (1907-1982). Fisiólogo cuya obra desveló los principales mecanismos de la reacción biológica de los organismos animales frente a las agresiones de toda naturaleza.

Hans Selye nació en Viena y llegó a ser director del Instituto de Medicina y Cirugía Experimental de Montreal. Como endocrinólogo, describe un síndrome endocrino reactivo que comprende tres fases consecutivas: fase de alarma, fase de reacción, fase de agotamiento. Y calificado por él como «síndrome general de adaptación». Explica las diversas modalidades del *choc* consiguiente a una intervención quirúrgica, a un traumatismo, a una quemadura extensa, a una hemorragia. Después realiza la aplicación a las enfermedades de la adaptación a las condiciones de la vida moderna, por ejemplo a los ataques cardíacos *(The Pluricausal Cardiopathies*, 1961).

La obra de Selye recoge con frecuencia los problemas que les plantean a las sociedades industrializadas los límites de tolerancia de los seres vivos a las coerciones y a los perjuicios. *(N. del A.)*

ñón, liberará esta hormona en la sangre. Su papel es aumentar la aportación de oxígeno al cerebro y a los músculos con el fin de preparar al cuerpo para reaccionar. El cortisol, por su parte, se secreta a continuación si persiste el exceso de estrés, con el fin de estimular la síntesis de glúcidos y aguantar si se prolonga la situación. Es la hipófisis quien estimula a la glándula córtico-suprarrenal para liberar el cortisol a la sangre.

Secreción de la noradrenalina, de la dopamina. Aumento del ritmo cardíaco, de la tensión arterial, del ritmo respiratorio... Contracción de los vasos sanguíneos, mejor irrigación de los músculos que, de hecho, los deja preparados para la acción. Pero recordemos que el cuerpo humano es un todo. Por eso mismo, la emoción suscitada por el *resentir* que sea (ansiedad, ira, tristeza...) continuará activando un conjunto de sistemas fisiológicos que participan de modo habitual en el mantenimiento de la homeostasis. Esta permite el equilibrio de las diferentes constantes fisiológicas que aseguran la vida (composición sanguínea, presión arterial, temperatura, etc.). Simultánea o sucesivamente, se activan ciertos sistemas:

El **sistema nervioso central**, sede del pensamiento, de la psicología, de la memoria y de la emoción. Mediante la médula espinal y los nervios, constituye una red que, gracias a los sensores, le informa de todo lo que se produce en el cuerpo o casi, y le permite responder con acciones. Está conectado con los órganos de los sentidos (ojo, nariz, oído, lengua, piel), y también con los músculos esqueléticos voluntarios, con las fascias y con el tejido conjuntivo.

El **sistema neurovegetativo** (involuntario), por el camino lateral de los nervios ortosimpáticos y parasimpáticos, se comunica con los órganos y regula sus funciones de manera automática. Es dependiente de los centros superiores hipotalámicos, que, gracias a esto, controlan el conjunto de nuestros órganos.

El **sistema endocrino**, ya citado más arriba, libera sus hormonas procedentes de las glándulas endocrinas (páncreas, tiroides y paratiroides, ovarios, testículos, hipófisis y suprarrenales). Este sistema participa en la regulación de las constantes fisiológicas, facilita la adaptación del cuerpo a las variaciones del entorno y, en particular, a las veleidades del clima. Completa la acción del sistema nervioso mediante su acción de relación y de comunicación entre los diferentes órganos y el cerebro. Acompaña la evolución del ser humano en todas sus etapas desde su concepción.

El sistema inmunitario se surte de un conjunto de células especializadas (linfocitos, mastocitos, leucocitos, etc.) producidas por los órganos linfoides (timo, bazo, médula ósea y ganglios linfáticos). Estas células circulan en el interior del organismo por vía sanguínea o linfática, garantizando la defensa del cuerpo contra los agresores (bacterias, virus, hongos, células o sustancias tóxicas extrañas al cuerpo). Existe un vínculo estrecho entre el cerebro y el sistema inmunitario.

⁂

En resumen, esto nos lleva a decir que cuando nuestra biología vive y siente una situación como conflictiva e indigerible, y dicha situación persiste, se activa un conjunto de procesos neurovegetativos. Se amplifican las reacciones que al principio eran emocionales; estas estimulan, entre otros, el sistema ortosimpático, y se convierten en funcionales y después en orgánicas: el sistema de adaptación-supervivencia se verá desbordado y, bajo el efecto de la adrenalina y del cortisol, se amplificarán las reacciones fisiológicas habituales de ciertos órganos, acarreando inicialmente una patología funcional por exceso de actividad no habitual de ciertas células o tejidos, y, si la situación se agrava con el tiempo, una patología lesiva.

Todo esto se realiza siguiendo órdenes de un cerebro que, para responder a las presiones externas o a las exigencias internas, no ha encontrado nada mejor que forzar el funcionamiento de ciertos órganos implicados en su correlato cerebral del estresor. Da lo mismo que ese estresor sea un drama real, virtual, imaginario o simbólico. Según la historia y el *resentir* personal, se ponen en acción reacciones inhabituales, como orquestadas por manos maestras, y producen un trastorno preciso según la problemática a la que haya que enfrentarse.

La persona que, psíquicamente, estaba totalmente atrapada en un problema imposible de manejar y duradero instalará sin darse cuenta un malestar, un simple síntoma o una enfermedad. Este mecanismo es universal, porque lo tenemos inscrito en el genoma desde hace milenios. Constatamos entonces que solamente una parte del cuerpo expresará esta enfermedad, y que un grupo de neuronas, en el cerebro, parece haber reactivado «un programa especial» para gestionar esta enfermedad dentro del universo de la biología. El **síntoma** así creado, como hemos dicho anteriormente, **aporta una tregua** aliviando y liberando el campo de la psique. Por consiguiente, deja más tiempo para encontrar una verdadera solución, pero a costa de una enfermedad que ahora habrá que tratar. En cuanto se produzca la sanación, el programa de funcionamiento fisiológico habitual volverá a pilotar esa parte del cuerpo.

Esta comprensión le permite al paciente dejar de permanecer pasivo frente a la enfermedad, y, en cambio, convertirse también en un **actor esencial de su curación**, como complemento de las demás terapias prescritas y seguidas, procedentes de la medicina moderna.

* * *

Desde hace ya mucho tiempo está admitido que en el origen de las enfermedades hay un estrés (Freud, Selye, Grodeck...). A veces se lo denomina traumatismo psíquico, y la consecuencia es el estrés postraumático, que puede originar enfermedades y trastornos del comportamiento. En descodificación biológica lo llamamos *Bio-choc*. Vamos a recordar brevemente el primer tipo de traumatismo referenciado desde hace muchísimo tiempo: el trastorno de estrés postraumático (TEPT), y después el *Bio-choc*.

A. El traumatismo psíquico

¿Qué es un Trastorno de Estrés Postraumático (TEPT)?

Es siempre un acontecimiento brutal, vivido en el espacio de poco tiempo y percibido como violento. La persona se ha sentido en peligro por ella misma o por su entorno, en los planos físico o psíquico. Se trata de un *choc* que sumerge, rompe o aniquila las defensas psíquicas. El cerebro emocional queda como alelado, la persona se queda congelada en el sitio. Se produce una foto fija y es como si se hubiera interrumpido la comunicación entre el córtex racional y el cerebro emocional. Esta detención puede ser provisional o prolongarse, incluso mantenerse, y ello independientemente de nuestra voluntad.

Se da un acontecimiento traumático, según Bessel A. Van Der Kolk: «Cuando un acontecimiento desborda nuestra aptitud para hacerle frente, nuestro psiquismo se congela. Los mecanismos de adaptación biológica y psicológica, perturbados, no consiguen integrar la experiencia».

El sufrimiento no ha podido expresarse con reacciones de llanto, de ira, ni con palabras apropiadas en el momento del incidente; en este caso el trauma es el resultado de no haberse producido una descarga emocional.

Otra definición del trauma y de su acción, según Liliane Daligand: «Es la ocupación absoluta realizada por sensaciones sin palabra, emociones polivalentes que **vacían al ser de todo su lenguaje**. Esto se traduce más tarde en la imposibilidad que tiene la víctima para decir esos instantes de agresión de los que está ausente toda vivencia, o para calificarse en aquel momento como aterrorizada, atónita, paralizada, pasmada, como ausente, fuera de mí misma…».

Para todas las víctimas hay un antes y un después del gran *choc*. En el traumatismo psíquico hay una noción de sorpresa. Encontramos los estadios característicos siguientes:

a) Un estado de choc:
La persona está estupefacta, aturdida. Puede minimizar la gravedad del incidente, dudar e incluso instalarse en la negación.

b) Un tiempo de latencia:
Desde unos días a varios años antes del afloramiento de ciertos síntomas. Durante este período es cuando aparecen los pródromos.

c) Síntomas ligados al acontecimiento traumático:

La escena traumática se reproduce simbólicamente en sueños diversos, hay manifestaciones somáticas, un síndrome de repetición con reacciones emotivas en las que la víctima rumia su trauma, necesidad de aislamiento y de soledad, angustia; en caso de abuso sexual, la impresión de seguir sucia, un sentimiento de vergüenza y de culpa, todo ello encaminado hacia una evolución crónica.

B. Los otros tipos de estrés:

- estrés provocado por esfuerzos físicos repetidos sin descanso suficiente;
- estrés infeccioso a resultas de una infección grave;
- estrés endocrino a resultas de un régimen de adelgazamiento;
- estrés metabólico de los excesos alimenticios o alcohólicos;
- estrés celular que a veces involucra el proceso vital por exposición a agentes químicos o metales pesados, un incremento de temperatura o un frío excesivo;
- estrés oxidante debido al aumento de los radicales libres, a veces procedentes del entorno (herbicidas, ozono, rayos gamma, amianto, medicamentos, tabaco, alcohol, etc.).

El Bio-Choc

En el origen de toda enfermedad encontramos un *bio-choc*. Se trata de la confluencia de:

un **acontecimiento externo** que a veces puede pasar desapercibido («mi jefe no me ha saludado», «mi mujer ya no me desea, ¡tiene un amante!», «mi equipo favorito acaba de perder el partido de fútbol, ¿qué sentido tiene mi vida ahora?», etc.), y una **necesidad interna** (necesidad de reconocimiento, de seguridad, de valorización…).

BIO-CHOC =
ACONTECIMIENTO EXTERNO + NECESIDAD INTERNA

¿Qué es lo que constituye la diferencia entre dos individuos que viven la misma escena exterior y viven emociones diferentes? ¡Su respectivo mundo interior, por supuesto!

Repitámoslo:

El mundo exterior siempre es inocente

Un amigo me confiaba recientemente que, yendo en coche, asistió a un accidente mortal: un motorista que iba por un centro urbano a velocidad excesiva se fue a empotrar contra un camión, porque no pudo parar. Aquello conmovió tan poco a ese amigo que ni siquiera se detuvo. «De todos modos van a venir los del auxilio en carretera –se dijo–, y además ahora ya no hay nada que hacer».

Tú quizá tengas un mundo interior diferente del suyo, o sea, otras emociones. Así, nuestras emociones dependen, en efecto, de nuestro mundo interior (nuestra historia, nuestro pasado, nuestras creencias...), y no del acontecimiento exterior; si no, todos tendríamos los mismos *resentires* cuando se produce un accidente, una decisión política, unas elecciones, una catástrofe, un atentado, etc.

Soy responsable de lo que siento

O, dicho con más precisión, mi historia –que llevo dentro–, mi educación, mis aprendizajes y mi cultura hacen que sienta lo que siento.

Si mi entorno de ecologistas y mi educación me han enseñado a respetar toda forma de vida, lo paso mal cuando veo sacrificar a los animales, y si veo un perro atropellado me pongo triste.

Si mi entorno de cazadores o mi educación me han enseñado que lo esencial es mi propia supervivencia en un medio hostil, ese mismo cadáver no me afectará en modo alguno.

Mi mujer o mi marido me engaña. ¿Cuál será mi reacción? Una vez más y siempre, dependerá de mis valores adquiridos durante toda mi vida, de experiencia en experiencia, de lectura en lectura.

● A. 1.ª enseñanza

¿Quién es responsable de lo que yo siento?
Mi pasado, que atesora la riqueza de todo lo que he vivido.
Él es quien reacciona a cada instante y quien hace que yo acepte o rechace aquello que se presenta instante tras instante, porque la mayoría de las veces conjugamos el presente en el tiempo del pasado.

El mundo objetivo no existe,
tan solo existe el mundo subjetivo

Lo que provoca las enfermedades no está fuera de ti.
Lo que provoca las enfermedades está dentro de ti, ¡pero no eres tú! Es tu pasado, tu historia, tu educación, tu cultura.
El presente es un desencadenamiento de los aprendizajes del pasado.
Cuando tú ves un perro, quien reacciona dentro de ti es el niño o el ancestro.
Todo es aprendizaje.
Todo es adaptación.
Cuando estás en un ascensor, es la emoción sentida con ocasión de una situación más antigua y similar la que reacciona a ese ascensor y se expresa a través de tus reacciones actuales.

Más que actuar, reaccionamos.

■ 1. Actuar sobre el exterior

Consecuentemente, actuar sobre el exterior (el jefe, la esposa...) no siempre es posible, ni deseable por otro lado. Aquellos que piensan solucionar su problema cambiando lo que ocurre en el exterior le dan poder a ese mismo exterior, al entorno, a los demás. «Sufro por culpa de mi jefe, mi marido, mi mujer, mi madre, el presidente de la República, Dios...». ¡Pues entonces eres una víctima, peor, un títere, un objeto!

El mundo exterior siempre es inocente.[6] Esto es tanto como decir que no hay más que un camino:

Actuar en el interior DE AQUEL QUE SE QUEJA,
en su estructura.
Quien tiene que cambiar es el que se queja
¡no lo que le incomoda!
Lo que provoca tus enfermedades, tus dolencias, está
en tu interior.
Se llama tu historia

⁂

«El presente estaría preñado de todos los porvenires si el pasado no proyectase ya una historia en él».

André Gide

⁂

Aquel que está lleno de quejas
lo está porque está vacío de vida.
Entonces, ¿cómo comenzar
a vivir, ávido, el Oro, lo secreto, lo sagrado?
¡Ama, incluso a ti!

⁂

6. *El mundo exterior no existe,* de C. Flèche. Ed. Obelisco, Barcelona, 2018. *(N. del A.)*

B. 2.ª enseñanza

La enfermedad habla de otra cosa que no es la enfermedad.

Habla de ti.

De quien tú crees ser: es decir, tu historia, ¿tus aprendizajes?

En realidad, tú eres un lugar sin conflicto.

Estás enfermo por ignorancia, por negligencia.

Debes conocer el ingreso en enfermedad para hacerte responsable de tu sanación, para prevenir y actuar sobre la causa de la enfermedad.

Mediante el conocimiento, que es consciente, te vuelves responsable de lo que sientes, de tu vida, de tu ingreso en la enfermedad, de tu sanación, de la prevención.

El mundo exterior siempre es inocente.

El mundo objetivo no existe.

La mirada no es pasiva; es activa.

Vayamos ahora más en detalle a ese ingreso en la enfermedad para actuar lo antes posible, con el fin de que el cuerpo hable.

1. Todo se adapta o desaparece

«El que sobrevive no es el más fuerte o el más inteligente, sino el que se adapta».

CHARLES DARWIN

El mundo exterior es inocente,
es lo que es, cambiante, conmovedor,
y yo lo acepto[7] o lo rechazo

7. Aceptar no es someterse; aceptar es ver lo que es como lo que es. Es reconocer en el momento presente y actuar en consecuencia. *(N. del A.)*

A

Si acepto lo que ocurre, ocurra lo que ocurra, mis emociones son apacibles, tranquilas, serenas, alegres, y me mueve la curiosidad, estoy en relación.

Si lo acepto todo, el mundo exterior me transforma, me hace evolucionar, me madura, como un fruto hasta la plena expansión de mi conciencia, la dicha perfecta, la salud plena de mi ser.

Cuando lo reconozco, puedo actuar para hacerlo evolucionar, cambiar, transformar en nombre de mis valores.

B

Si lo rechazo, se presenta el conflicto interior, el que pasa desapercibido para todos y que yo vivo en mis células, en mi cuerpo.

Este rechazo es una negación. Yo lo que hago es ocultar, y no seré eficaz para lograr que evolucione.

El solo y único conflicto del ser humano es el rechazo de la realidad.

Hay dos posibles formas de rechazo:

- Lo que ocurre me **desagrada**. Lo rechazo y siento miedo, asco, me siento agredido…
- Lo que ocurre me **gusta**. Yo quisiera que eso continuara y siento frustración, soledad, miedo de que se acabe…

  Hay dos reacciones de adaptación:
- Quiero eliminar lo que me incomoda.
- Quiero siempre más de lo que me gusta.[8]

◆ *a. Quiero eliminar lo que me incomoda*

La cosa de la que se trate es desagradable, yo rechazo que ocurra eso, quiero eliminarlo, hacerlo desaparecer, olvidarlo. Es una negación estéril.

---

8. Véase *Sentir para sanar* y los excelentes trabajos de Peter Fenner. *(N. del A.)*

Pero ¿qué es lo que elimino en realidad? El acontecimiento exterior. No el acontecimiento interior, es decir las necesidades no satisfechas, las emociones y las creencias emocionales.

¿Adónde van esas emociones? ¡A mi interior!

Por ejemplo:

- Me muerde un perro, decido evitar todos los perros para dejar de tener miedo a los perros en cuanto se me acerque uno.

  Esto me limita en mi encuentro con el mundo exterior, conservo una emoción dentro de mí de manera permanente, una alerta, el miedo.
- Sufro abusos sexuales,
  ya no tendré sexualidad, evito cualquier encuentro sexual, rechazo una parte del mundo exterior, y rechazo una parte de mi mundo interior: las necesidades y los placeres sexuales. Siento vergüenza y la guardo dentro de mí.
- Una pariente mía ha muerto de parto,
  yo no tendré hijos.
- Mi primer amor me ha traicionado,
  ya no pienso enamorarme nunca más para no sufrir.

Estos comportamientos, estas evitaciones: se acabaron los perros, la sexualidad, etc., en nada son profilácticos. Son malas prevenciones para futuros sufrimientos emocionales. Se trata más bien de rechazo, negación, amputación de una parte de la realidad: perro, sexo, amor… Esto encoge la consciencia, nos disminuye en nuestras opciones y comportamientos. Para no volver a sufrir, me cerceno de cualquier riesgo de conflicto, pero me cerceno también de la vida, de una parte de la vida, en mí y fuera de mí. Así solo vivo en un 60 %, 50 %, 20 %. Y eso se convierte en mi enfermedad, mi síntoma, vivir solo a la mitad o incluso menos. Una vida pequeña, encogida por la negación y el olvido, se acartona.

Un pequeño test:

Contesta sin pensar: te sientes vivo, ¿en qué porcentaje?

Respuesta: ....

Deduce lo que no está vivo dentro de ti: el resto.

Secuencias de recapitulación:

Me agreden (agresión sexual con 11 años, por ejemplo); y me niego a adaptarme a la realidad, a entrar en contacto con ella. Consecuencias:

1. Oculto una parte de la realidad (el sexo no existe, por ejemplo).
2. No disfruto de una parte de la realidad exterior (no disfruto nunca de esos placeres).
3. Una emoción negativa se queda bloqueada en mí, me contamina (vergüenza).
4. Esa parte de mí, emocional, interrumpe su crecimiento dentro de mí (en cuanto hay una alusión sexual, conversación, película, seducción, yo vuelvo a tener 11 años).
5. Esa parte continúa reaccionando sin cesar, venga o no venga a cuento, quiero decir: a veces de manera adaptada, útil, pero las más de las veces inadaptada, desfasada (evitación de la sexualidad).
6. Niego mis necesidades (de sexualidad, placer, disfrute).
7. Tengo un comportamiento limitado adaptativo (me quedo soltero y sin hijos toda mi vida) con negación de mi frustración y de mi vergüenza.
8. Justifico mis comportamientos con razones religiosas, filosóficas (el sexo envilece, rebaja, aleja de Dios, desgasta nuestra energía, envejece con más rapidez, etc.).
9. Una parte de mí está no viva.

◆ *b. Quiero siempre más de lo que me gusta*[9]

Me niego a que tal cosa desaparezca porque me gusta demasiado. Rechazo la frustración.

¡Más, más!

La frustración es un obstáculo para la satisfacción de nuestras necesidades fundamentales o vitales, un obstáculo para la realización de nuestros deseos, nuestros proyectos o nuestros ideales superiores. El hombre en esta Tierra está sometido a imperativos vitales para sobrevivir desde el inicio de los tiempos, al igual que las demás especies animales o vegetales.

Según Adler y muchos otros que han teorizado sobre la frustración y el conflicto:

Cuando el desarrollo habitual del comportamiento motivado se halla bloqueado por un obstáculo, sea cual sea la naturaleza de este, el organismo busca cómo adaptarse a la situación así creada, alcanzar su meta por otra vía. El término de **frustración** designa este tipo de situación, en el que un obstáculo (o acontecimiento frustrante) modifica la conducta del sujeto.

El acontecimiento frustrante tiene repercusión en el conjunto del psiquismo de la persona y en su comportamiento. El sujeto sentirá emociones como la ira, la ansiedad o la angustia, sin poder detectar sus verdaderas causas. Anotaremos los elementos que favorecen esta frustración:

a. la naturaleza del obstáculo;
b. la importancia del objeto deseado;
c. la personalidad del sujeto.

⁂

9. Véase *Sentir para sanar* y los excelentes trabajos de Peter Fenner. *(N. del A.)*

◆ *c. La naturaleza del obstáculo*

Refiriéndonos a las enseñanzas de la psicología, pueden considerarse dos tipos de situaciones frustrantes:

Frustración primaria: por la ausencia del objeto necesario para la satisfacción de nuestro deseo o de nuestra necesidad. Por ejemplo, que nos falte el aire, la bebida o el alimento.

Frustración secundaria: existe un impedimento, un obstáculo en el camino que conduce a la realización del deseo o del comportamiento elegido. Educación, prohibiciones o tabúes, juicio, miedo a causar dolor. Este obstáculo puede ser interior (miedo a molestar al otro) o exterior a la persona (presión social, profesional).

Cuatro variedades de obstáculos:

Pasivo externo. Por ejemplo, una reja o una puerta impiden a la persona alcanzar el alimento.

Pasivo interno. El sujeto no tiene dentro de sí la capacidad necesaria para el logro o éxito de su proyecto (incapacidad física o psíquica, complejo de inferioridad); más tarde procurará sobrecompensarlo.

Activo externo. Por ejemplo, unos padres le prohíben a un niño la práctica de una actividad bajo amenaza de castigo; un maleante te impide regresar a tu domicilio; un profesor te prohíbe comer en clase.

Activo interno. Dos pulsiones internas están en oposición (son frecuentes las repercusiones neuróticas). Dualidad. Se trata de las dobles coerciones, no hay elección buena; haga lo que haga salgo perdiendo, está mal.

Las dobles coerciones son frecuentes. ¿De qué se trata? G. Bateson hizo de ellas una descripción notable. Se trata de una falsa elección o una elección imposible.

Recordamos la película *La decisión de Sophie*. Una vez llegada a Auschwitz, un médico sádico la obliga a elegir entre sus dos hijos: el que sería gaseado inmediatamente y el que podría continuar viviendo. Ante la amenaza de que le quiten a sus dos hijos si se niega a elegir, Sophie, presa del pánico frente a tal situación, decide sacrificar «a la desesperada» a su hija de siete años, Eva, en una decisión desgarradora que la sume en el duelo y la carga con una culpa que no puede superar.

Es este un ejemplo impresionante de doble coerción, de elección imposible. Haga lo que haga, sufriré.

Por ejemplo, unos padres se divorcian y el padre le pide a su hijo que venga y le anuncia: «Tu madre y yo nos vamos a separar para siempre y tú, como ahora tienes 12 años, ya eres mayor y capaz de tomar decisiones. O bien eliges quedarte conmigo y yo te querré y serás feliz, o bien eliges marcharte con tu madre, en cuyo caso eso quiere decir que rechazas mi amor y no volveremos a vernos nunca más». La madre, al día siguiente, le habla en los mismos términos. El hijo no tiene ninguna opción buena. Él quiere que sus padres estén juntos.

Otra mujer cría sola a sus dos hijos. Cuando se marcha a trabajar, los deja solos en situación de inseguridad y se siente culpable. Si se queda en casa con ellos, no tiene dinero para alimentarlos y se juzga igualmente mala madre. Haga lo que haga, se siente mala madre.

Se trata de un conflicto entre dos valores internos, que da la sensación de estar en un callejón sin salida.

◆ *d. La importancia del objeto deseado*

¿Qué es lo que hace importante a un objeto?

La relación con ese objeto: «Lo necesito, soy dependiente de él, esto me es vital, quiero ese trabajo, a ese hombre, a esa mujer, no puedo vivir sin chocolate, ¡¡¡socorro!!!...». Es como si una parte de mí estuviera dentro de ese objeto. Consecuentemente, no puedo vivir o estar completo sin eso. Uno de los signos de esto es el uso compulsivo de adjetivos o pronombres tales como: «mi, mis, mío».

Las carencias interiores, falta de confianza, de recursos, de autoafirmación, etc.

¿Qué prevención?

Esto es lo que propone Eckhart Tolle en su libro *Una nueva tierra*.

Sé sincero y pon atención en tu observación y responde:

Observa las relaciones que mantienes con el mundo de los objetos, especialmente las que empiezan por palabras posesivas como: mi, mis, míos...

¿Está ligado a tus posesiones el sentido de tu valía personal?

¿Te dan ciertas cosas un sutil sentimiento de importancia o de superioridad?

La falta de ciertos objetos ¿te hace sentir inferior a aquellos que los poseen en mayor medida que tú?

¿Mencionas con desenvoltura las cosas que posees, o las exhibes para reforzar el sentido de tu valor personal a los ojos de otra persona y, por ende, a los tuyos?

¿Te disminuye o te ha disminuido esa pérdida?

En cada instante la vida nos llena, ninguna otra cosa externa puede hacerlo mejor.

◆ *e. La personalidad del sujeto*

¿Cuál de los cuatro obstáculos vistos anteriormente provoca reacciones de estrés?

En el adulto, esencialmente los conflictos internos: imaginarios, pensamientos, recuerdos, creencias, actividades mentales, etc.

Mientras que en el niño y el animal son sobre todo los conflictos externos: el predador, el adulto agresivo, las inclemencias del tiempo, la falta de agua, de alimento, de afecto, de presencia de mamá; estar encerrado en un zoo, los castigos escolares...

Constatamos que para el niño se trata de situaciones reales: una mudanza de casa, un castigo, uno de los padres enfermo. Realmente ocurre algo. Y para el adulto, eso ocurre sobre todo dentro de él. ¿Por qué? Hay un deslizamiento de lo real hacia lo imaginario. La voz exterior, parental, que nos decía: «No tienes permiso para ir a jugar mientras no hayas terminado el trabajo, los deberes», esa voz externa se ha callado, pero prosigue por dentro, en forma de pensamientos. Los pensamientos, esos acúfenos de la mente, son vestigios de instantes no colmados. El conflicto iniciado en un principio por un acontecimiento externo se convierte en un acontecimiento interno, como la cadena que aparece en esta historia y que después se convierte en una creencia.

i. *La metáfora del elefante que se había rendido*[10]

Érase una vez un niño que se paseaba por los alrededores del circo después del espectáculo.

¡Cuál no fue su sorpresa al ver un inmenso elefante, retenido por una cadenita muy pequeña enganchada en una estaca!

El niño se da cuenta inmediatamente de que un solo gesto de ese elefante habría bastado para arrancar la estaca o romper la cadena. Se queda extrañadísimo de que ese animal tan grande no haga nada para recuperar la libertad, para viajar, para conocer amigos, para jugar. Y visitar el mundo.

Así que le pide una explicación al primer adulto que se encuentra: «Señor, señor, ¿por qué este elefante se queda ahí, amarrado?» Y el adulto, que cree que tiene que encontrar respuestas incluso cuando no sabe, le afirma: «Porque aquí es feliz, tiene de comer».

Pero esto no satisface al niño; busca a otro adulto, que le parece quizá más inspirado: «Señor, señor, ¿por qué este elefante tan grandote y tan fuerte no hace nada para recobrar la libertad?» Y el otro le contesta: «Porque el mundo es peligroso; tiene miedo. Y además en el planeta no hay nada interesante por descubrir». El niño, insatisfecho, se empecina. Le pregunta a una tercera persona, luego a una cuarta. Todas las veces le sirven tonterías a modo de respuesta. Pero él no se desanima; continúa, continúa. Continúa, continúa…

Y, finalmente, su perseverancia da sus frutos. Porque he aquí que un adulto escucha su pregunta con mucha seriedad, mientras que los demás parecían fastidiados, incluso a veces incómodos por su pregunta. Este adulto es diferente de los demás. Escucha realmente al niño. Se interesa de verdad por ese niño que está detrás de la pregunta. Como prueba, guarda silencio. No contesta inmediatamente, como hicieron

---

10. Historia tradicional libremente adaptada. *(N. del A.)*

todos los demás. Parece pensarlo. Y además, sobre todo, se sienta en el suelo, para ponerse a la misma altura que el niño. Todo esto enciende una esperanza en el niño, que se dice: «¡Este a lo mejor sí que me va a contestar de verdad!». Y el niño, ya, siente alegre su corazón.

Este adulto le hace a él una pregunta. Esto también es original; los demás afirmaban, no le preguntaban nada, mientras que este le hace preguntas al niño; esto es un signo de curiosidad, de interés por el otro: «¿Tú crees que este elefante ha sido siempre adulto, fuerte, fornido, poderoso?».

El niño nunca se había hecho esa pregunta. Nunca había llevado su mente en esa dirección. La respuesta que surgió en el interior del niño es un inicio de respuesta. ¡Es maravilloso descubrir gracias al otro que las respuestas las tiene uno dentro de sí!

«Por supuesto que no, señor; ¡primero fue un elefantito chiquitín!»

«Pues sí; igual que tú, él fue niño. ¿Y qué ocurrió?»

«No sé», reaccionó el niño; «lo amarraron y seguramente lo pasó muy mal, tuvo que querer escaparse, marcharse, pero no podía, por culpa de...». Y algo ocurre en el interior del niño.

El hombre completa lo que falta. Le dice: «Claro que sí. Tienes razón, era mucho más pequeño que hoy. En aquel momento la cadena parecía muy gruesa. Y en realidad era más fuerte que él, más resistente. Tuvo que luchar durante horas y noches, con todas sus fuerzas, con toda su pasión, con toda su energía, con el fin de arrancar esa estaca y romper la cadena, pero sin lograrlo, como te puedes figurar. Entonces debió de nacer en él el principio de un desánimo, durante unos instantes. Debió, creo yo, de intentarlo una vez más, o dos, o más, y desanimarse cada vez con más frecuencia, cada vez por más tiempo, hasta rendirse un día. Y no volver a intentarlo nunca más. Y sumirse en la melancolía».

Después creció, pero una parte de él no lo sabe. Una parte de él ignora que es grande, fuerte, fornido, y que con un simple gesto de la pata puede romperlo todo y recuperar esa adorada libertad que buscó hace muchísimo tiempo.

Esto es lo que pasa con todos los adultos. Hemos crecido, somos fuertes, valientes, pero lo ignoramos. O, más bien, el niño herido que hay en nosotros ignora que podemos liberarnos profundamente, definitivamente, de todos esos bloqueos pasados, de todos esos miedos, esas vergüenzas; de todas esas humillaciones y de tantas otras cosas.

Tal es la lección que nos puede enseñar este elefante, si aceptamos escuchar lo que hay detrás de algo aparentemente imposible.

⁂

La frustración puede engendrar rigidez de comportamiento. En efecto, si hay repetición del mismo tipo de frustración, la persona acabará adoptando un comportamiento reactivo de manera rígida e inadaptada. Este comportamiento más tarde se estereotipa y persiste a pesar de la posibilidad de un entorno mejor, de un presente mejor. Pero ¡nuestro inconsciente conjuga la vida en pasado!

Las frustraciones tienen efectos persistentes durante casi toda la vida sobre el comportamiento futuro del niño. Hablaremos de conflictos programantes que serán reactivados en el futuro por situaciones similares que «prenden fuego» a recuerdos sepultados e incluso olvidados: los conflictos desencadenantes o disparadores.

Ejemplos:

El señor X no soporta que su mujer se aleje de él. En cuanto se retrasa al acudir a una cita, a él lo invaden las angustias. Él no se acuerda conscientemente de que, cuando era pequeño, su madre llegaba siempre tarde a recogerlo a la guardería, ¡pero su cuerpo emocional sí!

La señora Y y el señor X tienen una conversación turbulenta, el tono va subiendo y la señora Y se echa a llorar, para asombro de su marido: «Pero, cariño, ¡esto no es más que una conversación! ¿Por qué lloras?». Ella se ha hecho un ovillo en el sofá. En ese instante, su marido cree que ella tiene 38 años. Exteriormente esto es cierto. Interiormente es falso: cuando tenía 5 años, su hermano mayor, al que adoraba, le gritaba.

En el niño, las frustraciones más frecuentes proceden de su entorno inmediato: hermanos y hermanas, padres, niños de su clase… Sus reacciones muchas veces son inmediatas. Una parte de sus modos de reacción, cuando lleguen a adultos, será calcada y del mismo estilo que lo que hayan vivido en su infancia.

Las reacciones emocionales más corrientes en los niños son:

- **la ira**: el niño grita, llora, se revuelca por el suelo;
- **el aislamiento** y el poner cara larga;
- **la agresión** a personas u objetos;
- **la hipersensibilidad**: es fácil que se sienta herido a la mínima reprensión;
- **la dependencia**: busca el apoyo y la protección de uno de los padres para evitar las situaciones de fracaso;
- **el egoísmo**, que suele combinarse con el aislamiento: el niño se niega a prestar sus juguetes o a ayudar a un compañero o a uno de los padres;
- **el capricho o la rabieta**;
- **la regresión** a la última etapa de confort: adopta un comportamiento que era el que tenía cuando era más pequeño, como la enuresis.

Ejercicio: «¿Libre para reaccionar o no?»

Y tú mismo, cuando surge de manera imprevista una frustración, ¿en cuál de estas reacciones te reconoces?:
¿Eliges tú libremente esa reacción? Si pudieras elegir, ¿cómo reaccionarías?¿Qué te lo impide?

Cuanto más crece el niño, más frecuencia e intensidad pierden las reacciones espontáneas a la frustración. La educación y la maduración tienden a elevar su umbral de tolerancia. La persistencia en la edad adulta de reacciones análogas a las observadas en la infancia caracterizará uno de los aspectos del *infantilismo afectivo.* Estas frustraciones infantiles, una vez asumidas, permiten la formación de la personalidad. Crecer no es satisfacer todos nuestros deseos, sino aceptar las frustraciones.

⁂

ii. Frustración-agresión

Ya hemos visto los dos movimientos de lo vivo:

1. o bien quiero más cantidad de lo que me gusta;
2. o bien quiero eliminar lo que me incomoda.

Volvamos a esto con más detalle con el fin de extraer actitudes preventivas:[11]

Dos son las necesidades fundamentales que deben satisfacerse para mantenernos vivos:

1. Atrapar lo positivo en cada uno de los planos de la realidad: oxígeno, alimento, sexo, agua, referentes, valores, etc.
2. Alejarse de lo negativo: CO_2, desechos, insultos, violencia, etc.

Hay dos problemas:

1. Estar separado de eso que es positivo. Me dejan de lado, me rechazan; me privan de algo.
2. Estar en contacto con lo negativo.

En mi exterior ocurre algo. Se acerca un perro, un hombre, un militar… y yo lo interpreto como agresivo. Me siento atacado, amenazado, humillado. Estoy en contacto no voluntario con algo negativo.

Es una agresión directa: un soldado me dispara, me fuerzan sexualmente.

Es una agresión imaginaria: nadie me habla en el trabajo, eso es que me critican.

Hay dos soluciones:

---

11. Para profundizar más, podéis recurrir al libro *Sentir para sanar. (N. del A.)*

1. buscar sin fin lo positivo, almacenarlo;
2. eliminar, protegerse de lo negativo.

Ilustraciones:

- cuando mamá se marchó quedé separado de su calor, tengo fiebre;
- durante la guerra carecí de alimento, soy bulímico;
- mis padres nunca me admiraron, me hago hombre de espectáculo y me admiran miles de personas;
- me agredieron físicamente, soy delgado;
- me impusieron que fuera al culto durante toda mi infancia, soy ateo.

¿Por qué ciertas personas nunca sufren por la soledad? ¿Y por qué ciertas personas se dejan agredir sin reaccionar?

iii. Los dos preconflictos

¿Por qué algunas personas sufren de soledad?

La raíz de su problema, su experiencia, es:

Estoy separado de mí.
No me conozco,
no tengo ninguna sensación interna.
Estoy identificado con los otros, con la relación

No me conozco, no vivo en mi interior sino en el exterior. No tengo sensaciones de mis necesidades, o tengo pocas. Me intereso más por el otro que por mí mismo. Además, me identifico con todas las relaciones. Si la relación es buena, amistosa, alegre, yo me siento bien, alegre. Si es tensa, yo me siento tenso. Por consiguiente, en ausencia de relación, con cada separación, desaparezco.

La prevención es instalar un contacto consigo mismo en el interior de uno. La sensación de la propia presencia. ¡En tu interior no hay nadie más que tú!

¿Por qué ciertas personas se dejan agredir sin reaccionar?
La raíz del problema es:

Me dejo agredir porque me lo merezco,
porque soy culpable.

El exterior refleja lo que yo creo de mí.
Cuando me pegan, me insultan:

- o bien tengo una imagen positiva de mí, y entonces reacciono, no me dejo, y por otro lado no atraigo este tipo de situaciones ni de individuos;
- o bien tengo una imagen débil de mí, por ejemplo tengo la creencia de que «soy una nulidad, he hecho sufrir a alguien, me siento responsable de los demás, de sus emociones, de su felicidad… y por consiguiente de su desdicha», y entonces, en ese caso, atraigo las situaciones y a las personas que me criticarán y me harán daño. Y lo aceptaré, aceptaré someterme y no reaccionar. Es normal que viva esto. Además, si me hacen regalos, si la gente es amable conmigo, me siento incómodo.

La prevención es construir una imagen positiva de uno mismo: «Soy una persona de bien».

En resumen:
Me agreden porque me dejo agredir; me dejo agredir porque creo que lo merezco, que soy culpable de algo, que soy malvado.

Me siento abandonado, solo, porque me aburro conmigo mismo, no estoy en mí; necesito al otro para sentirme bien. Estoy identificado con la relación.

Para Freud, la agresión es «la reacción primordial» cada vez que el principio del placer encuentra trabas. La agresión puede dirigirse contra el objeto del mundo exterior percibido como un obstáculo y fuente de frustración. Puede haber también reversión de la agresión contra el propio sujeto (culpa, denigración de uno mismo, suicidio) por temor al castigo que provocaría el agredir nosotros al otro.

⌘ ⌘ ⌘

C. 3.ª enseñanza

> El único conflicto es el rechazo de lo real.
> Aquello que rechazo, lo reprimo y me hago daño por dentro, en forma de emoción, de pensamientos, de comportamiento limitante, de no vida, de aprendizajes activos durante toda mi vida, sin cesar.
> Todo aquello que está reprimido contaminará mi relación con el instante presente.
> La única terapia es aceptar lo real.
> Quiero más, estoy frustrado, porque tomo como vital o como que soy yo mismo algo que no es ni vital ni yo mismo.
> ¿Serás menos de lo que eres si dejas de poseer X?
> Crecer no es satisfacer todos nuestros deseos, sino aceptar cada uno sus frustraciones.
> Para dejar de sentirse separado de..., la prevención es instalar un contacto en el propio interior de uno consigo mismo, la sensación de la propia presencia, ¡en tu interior no hay nada más que tú!
> Para no dejarse agredir más por... La prevención es construir una imagen positiva de uno: «Yo soy una persona de bien».

1. La maduración

El movimiento natural, ininterrumpido, de la vida nos lleva hacia la expansión, como la flor que un día se convertirá en fruto, alimento, semilla, árboles, vidas, vida.

La maduración está compuesta por una serie de resoluciones de conflictos.

Frente a las prohibiciones y tabúes sociales y morales y a los múltiples impedimentos, una sustitución progresiva ha operado un deslizamiento hacia el principio de realidad más que hacia el principio del placer. Un nivel más elevado de tolerancia ha venido a sustituir a reacciones inadecuadas, caprichosas o egóticas.

No obstante, cuando la resolución de los conflictos es incompleta, se constatan manifestaciones patológicas, comportamientos anormales. Las reacciones son diferentes según si nos hemos sentido atacados o abandonados, como acabamos de leer. La única razón de ser de todos los mecanismos de adaptación es rebajar el nivel de estrés. El problema aparente evita siempre algo peor. Este es el origen de lo que Freud llamó: los mecanismos de defensa.

⁂

■ 2. Los mecanismos de defensa y de protección

El cuerpo, por fortuna, dispone de mecanismos inconscientes adaptativos que permiten la reducción del estrés emocional. Según la personalidad del sujeto y su historia personal, se observan numerosos comportamientos de adaptación.

Todo se adapta a todo o desaparece.

◆ *La represión*

Es el mecanismo más frecuente. El deseo o la pulsión se rechazan y se expulsan del campo de la conciencia, a costa de un gran gasto energético.

◆ *La inhibición de la acción*

No reacciono, ni me defiendo, ni ataco, debido al daño que podría causarle al otro y debido al miedo a un castigo esperado, físico o moral. O porque estoy desvalido, sin ayuda ni modelo, sin sostén.

◆ *El desplazamiento*

Si estoy muy inhibido, cambio el objeto de la agresión. Por ejemplo, en la empresa, mi superior me reprende, y yo luego reprendo a mis subalternos o a mis hijos. O, si mi madre me abandona, busco permanentemente el contacto de una mujer que me dé tranquilidad.

◆ *Reacciono modificando la forma de la agresión, del contacto*

Según nuestra cultura y nuestro grado de civilización, la agresividad desplazada adoptará la forma de burla, de ironía, de sadismo, de chantaje... O de dependencia afectiva.

◆ *La autoagresión*

Surge cuando la persona considera que en la fuente de su problema está ella misma, y también cuando es uno mismo, más que el exterior, quien se inhibe de defenderse o atacar.

Se tratará de mutilaciones, desvalorizaciones, degradaciones de uno mismo, tentativas de suicidio... O de adicciones (alcohol, droga, sobrealimentación, etc.).

◆ *La fantasía*

Se expresa en forma de producciones imaginarias o fantasmas. Exige menos gasto de energía que la represión y puede manifestarse en el estado de vigilia o durante el sueño.

◆ *La proyección*

Mecanismo que consiste en atribuir a los demás pensamientos, deseos o pulsiones inaceptables para uno mismo. A resultas de una frustración provocada por alguien, la reacción de agresividad que nos prohibimos tener se le atribuye a la persona contra la cual iba dirigida. («Le odio» se proyecta en forma de «me odia»).

◆ *La identificación*

Es lo opuesto a la proyección y consiste en adoptar comportamientos pertenecientes a otra persona.

◆ *La compensación*

Es un mecanismo de resolución de ciertas frustraciones mediante la adquisición de algo equivalente, pero de naturaleza distinta a la del objeto que falta.

◆ *La disociación*

Aquí, lo que es inaceptable se aísla de la personalidad consciente y se manifiesta sin que el sujeto se lo atribuya a sí mismo. Hay un desdoblamiento de la personalidad, como en el sonambulismo y en ciertos estados modificados de conciencia.

◆ *La conversión*

Se produce una simbolización de las pulsiones, que se expresan sobre todo mediante manifestaciones físicas (mutismo, pérdida de la vista, parálisis...). Este mecanismo se llama también «histeria de conversión», neurosis ampliamente descrita por Charcot en la Salpêtrière en el siglo XIX.

◆ *La sustitución*

Es una forma del desplazamiento. Cuando la persona no puede alcanzar su objetivo, lo sustituye por otro, lo cual le permite descargar la tensión o la agresividad acumuladas. En la vida corriente, el sujeto que padece una carencia afectiva se pondrá a comer excesivamente o con bulimia cuando ya no tiene hambre.

◆ *La regresión*

El sujeto busca resolver ciertas situaciones conflictivas regresando a un estadio más precoz de su desarrollo infantil. Es un mecanismo patológico de resolución de los conflictos.

◆ *La sublimación*

Es un valor grande y hermoso para el grupo; permite a las pulsiones y deseos reprimidos transformarse y orientarse hacia objetivos socialmente más útiles. La mayoría de los valores humanos beben de esta fuente: el arte, la religión, la música, las obras sociales, la investigación científica, etc.

Hay a veces en este mecanismo de sublimación un aspecto particular del «desplazamiento por simbolización». La persona no reconoce de modo consciente el objeto elegido simbólicamente para expresar su deseo, y su pulsión prohibida puede así expresarse a través de un valor social o espiritual elevado.

Ejemplo: la hermana gemela de Claudie murió con corta edad después de la última guerra, de una enfermedad misteriosa y rara para aquella época. Claudie se convertirá en una bióloga investigadora de fama internacional para los niños enfermos del tercer mundo.

Todos estos mecanismos de resolución de los conflictos tienen valores diferentes: según los casos, algunos desembocan en soluciones patológicas como la conversión o la regresión; otros son nítidamente más favorables, como la sublimación. El resultado de un mismo mecanismo de defensa se considerará, según las circunstancias, como adaptativo o no adaptativo para la persona.

La enfermedad la describe el psicoanálisis como uno de los mecanismos de resolución de los conflictos.

◆ *La enfermedad*

Surge cuando se da una situación duradera y sin solución. El cerebro podrá instalar un programa especial, la somatización. Es la conversión psicosomática.

La solución al problema se encuentra en el cuerpo, es decir, en nuestros recursos biológicos, con el fin de desplazar la intensidad conflictual de lo psíquico hacia lo físico.

El beneficio obtenido es de orden emocional; suele constatarse una reducción de la ansiedad y de la angustia frente a esa agresión. El problema no ha cambiado, pero sí son diferentes la mirada que uno dirige a la situación conflictiva y el resentir; en el elevado coste de esa enfermedad se ha instalado cierto apaciguamiento.

Gantt, alumno de Pavlov, pudo escribir, tras haber pasado ocho años observando la neurosis experimental que había provocado, así como algunos síntomas, en un perro: «Si Nick hubiera sido un enfermo, sus síntomas se habrían descrito como una neurosis de angustia, fobias, taquicardia funcional, palpitaciones, respiración asmatiforme, enuresis, eyaculación precoz y neurosis gástrica».

Implicación activa

Y tú: cuando algo exterior te perturba y no lo puedes aceptar y no lo quieres aceptar, ¿cuál es tu primera reacción?

- ¿Fantasía?
- ¿Desplazamiento?
- ¿Autoagresión?
- ¿Sublimación?
- ¿Otra?
- ¿Dónde está tu estrés?
- ¿Qué haces con él?

Por favor, te pido, toma ejemplos precisos, concretos, vividos. Y sé sincero contigo mismo; el objetivo de este libro es la prevención, y para alcanzar este objetivo el primer paso es conocerse a sí mismo, ¿no?

Conocerse a sí mismo.
Conocer y reconocer uno sus necesidades.
Conocer el ingreso en la enfermedad

⁂

Por ejemplo:

Encuentra algo que a día de hoy te perturbe, el *bio-choc*. Está en el origen de todas las enfermedades de origen psicogénico. Es un acontecimiento imprevisto y dramático, sin solución.

- Me despiden del trabajo.
- Mi marido me engaña.
- El vecino me agrede.
- Mi jefe me hace reproches constantemente.

¡CUIDADO!: Pues no, esto es mentira, es una trampa: estas cosas son del mundo exterior, su lista es interminable.

Lo único que cuenta es el acontecimiento interior, lo que ocurre dentro de ti: lo emocional, lo biológico. ¿Cómo viviste tú tal o cual experiencia? El acontecimiento interior, origen de todas las dificultades, está ahí:

ira, tristeza, miedo, vergüenza...

- ¿Qué hiciste con esa emoción?
- ¿La expresaste?, ¿y de qué modo?, ¿gritos, gestos, arte, deporte, palabras?
- ¿Cambió algo eso?, ¿en tus emociones?, ¿en tus pensamientos?, ¿en tus comportamientos?, ¿en el mundo exterior?
- ¿Qué aprendizaje sacaste de ello?

Si no expresaste nada, o si no cambió nada, pregúntate: ¿Adónde se fue esa emoción?, ¿esa energía? ¿A qué parte de tu cuerpo? ¿En forma de qué sensación?

Cuando vuelves a pensar en ese evento, ¿en qué lugar de ti se produce la reacción? ¿Qué mecanismo de protección de los que hemos visto más arriba has instalado para dejar de estar en contacto con el estrés, con la emoción?

⁂

■ 3. Las tres oportunidades de adaptación

No hay, como hemos visto, más que un único conflicto: el rechazo de la realidad, de lo que ocurre. («Me agreden, ya no quiero más de eso», o «Estoy separado de algo agradable y quiero volverlo a tener»).

¿Qué hacer?

Primera posibilidad de adaptación:

ACEPTO LO REAL; en cuyo caso todo va bien, no hay estrés.

El vecino vacía su basura en mi jardín, ¡es así! Igual que la lluvia: moja y se acabó. Me entero de que mi padre llevaba una doble vida, tengo medios hermanos y hermanas, esa es la realidad, es así, ¿y qué? ¿Dónde está el problema? El perro al que yo adoraba ha muerto, disfruté de él hasta ese momento y ya no está, el presente continúa...

Rechazo lo real, lo niego: estrés interno. Es el acontecimiento interior el que toma la delantera, lo que yo siento.

«¡Quiero mi perro! Devolvédmelo, resucitadlo, os lo ruego, no puedo vivir sin él».

«No puede ser, no me lo creo, venir a tirarme la basura en mi jardín, ¡menudo gilipollas es mi vecino, lo voy a matar!».

Segunda posibilidad de adaptación:

Expreso mis emociones.

Todos vivimos dramas, imprevistos, *chocs* que engendran múltiples emociones, me diréis, sin que todas las veces eso se convierta en una enfermedad, y menos mal. Es que uno de los criterios para la *biologización* de esa emoción es su no expresión. No he podido decir mi ira, mi tristeza, mi desesperación. O nadie lo ha oído. O no me he sentido acompañado, comprendido. De modo que desde entonces eso se quedó dentro de mí.

Romper ese aislamiento es preventivo. No es cuestión de hablar del tiempo, o de los demás, o de lo que uno piensa. Es algo muy preciso: es expresar uno sus *resentires* reales, sinceros, y no esconderse detrás de todos esos mecanismos de defensa que son los pensamientos y las justificaciones.

He rechazado un momento, un fragmento de la realidad, y eso, consecuentemente, ha provocado una emoción desagradable dentro de mí. Rabia, desesperación, humillación... Expreso mis emociones, lo que ocurre dentro de mí. Aquí, inmediatamente, ahora.

¡Di tu causa!

Todo lo que se expresa no queda impreso.

Todo lo que está fuera ya no está dentro.

«Lo que regalamos florece, lo que nos quedamos se pudre»

Jules Beaucarne

1. **Si expreso, todo va bien, no hay deuda,** no hay acumulación en mí, no hay estrés, siempre y cuando el que expreso, el que siento celularmente, sea el estrés real, el resentir primario y no el secundario –superficial, resentir social, mecanismo de defensa.

   Por ejemplo, tengo miedo de que mi mujer me abandone, así que grito de rabia, me enfado. Pero lo que siento no es la ira, eso es una mera fachada. No sirve para nada expresar esa ira, que es un resentir social, secundario respecto del resentir real, primario, biológico, que en este ejemplo es el miedo.

   Siempre expreso la emoción real, primaria.
2. Otro ejemplo de error: estoy triste, lloro, digo con tristeza: «Se me ha muerto el perro». Esto en nada me aprovecha. Es saludable decir: «Estoy triste porque se me ha muerto el perro».

   Si me enfado con mi vecino, no digo con ira: «Es un imbécil», digo: «Me cabrea lo que acaba de hacer».

No hablo con emoción, digo mi emoción

3. **Soy sincero conmigo** en primer lugar, y luego con el otro (que tu palabra sea impecable).[12]
4. **No minimizo**, como, por ejemplo, decir: «Da lo mismo, he perdido a mi perro, pero no importa».

12. Pacto tolteca.

5. **No huyo de mis emociones mediante pensamientos**: «Después de todo, es una experiencia, todo es experiencia, la vida, la muerte, todo eso». Expresar lo que pensamos, terapéuticamente hablando, no sirve absolutamente para nada.
6. Mental mentiroso, «el pensa-miento» miente, oculta la herida, el sufrimiento.
7. **No justifico** para preservar mi imagen, la que quiero mostrarle al otro: «Le tengo manía al vecino porque me recuerda a mi padre y tengo derecho a desahogarme».
8. **Todo aquello que nos aleja de lo que vivimos en el instante** es un mecanismo de defensa.
9. **Si no consigo decir con palabras lo que ocurre dentro de mí** –mis *resentires*: me muevo, canto, respiro, bailo, grito– dejo a mi cuerpo que haga lo que quiera (técnica de Jean-Guillaume Salles).

En la Biblia se dice: **«Ponles nombre y los dominarás»**. Pero si no expreso nada, queda impreso: eso es el *bio-choc*, la emoción entra en mi biología y sigue el recorrido neurovegetativo de adaptación y de supervivencia.

El ser humano está enfermo por falta de vocabulario.

Tercera posibilidad de adaptación:

Tomo conciencia y satisfago mis necesidades.

El *bio-choc* es un instante de sorpresa mal vivido, ¿por qué? Porque no ha podido satisfacerse una necesidad biológica interior. ¿Cuál? Tomar conciencia de esa necesidad es fundamental.

He observado que muchas veces basta con ser conscientes de nuestras necesidades sin tener que satisfacerlas. Esta consciencia, la mayoría de las veces, consuela.

A la vivencia recogida de una situación la llamamos estresante cuando la resentimos como un obstáculo para la satisfacción de nuestras necesidades fundamentales, de nuestros deseos, nuestros proyectos o nuestros ideales superiores. Como hemos visto, el conflicto es por definición la no satisfacción de una necesidad. Esto es cierto en el mundo natural, pero rara vez es cierto en el mundo del hombre. A la presa perseguida por una fiera se le acelera el corazón. Así envía más sangre oxigenada a todos sus músculos, optimizando sus posibilidades de supervivencia inmediata. El hombre cómodamente sentado en su sofá ve una película de guerra y se le acelera el corazón en vano.

El hombre en esta tierra, desde su origen, ha estado sometido a imperativos vitales para sobrevivir, al igual que las demás especies animales o vegetales. ¡Pero el hombre ha desarrollado, al mismo tiempo que su cerebro, una vida virtual, imaginaria, fuente de emociones reales!

■ 4. Última oportunidad de adaptación: la enfermedad

Las diferentes fases de la enfermedad:

Esquemáticamente, el conjunto de los trastornos funcionales o fruto de una lesión que desarrollamos en nuestro cuerpo pasan por varias fases que atañen a una transformación de nuestro modo de funcionamiento fisiológico habitual:

1. estado de salud física y de equilibrio emocional;
2. estado de estrés entre medio e intenso que desencadena su cortejo de emociones y sobreactiva nuestro Sistema Ortosimpático (SOS);
3. persistencia en la duración de un gran estrés que rebasa las capacidades de integración habituales de la persona;
4. ignición de un malestar intenso, de trastornos funcionales o de una enfermedad.

Después, en el mejor de los casos, una vez que ha desaparecido la causa del problema:

1. El estrés está solucionado y nos sentimos seguros.
2. El cerebro en ese momento dispara automáticamente procesos tisulares de reparación gracias al sistema parasimpático (inflamación).
3. Se presenta entonces, durante el curso de esta vagotonía, una fase reactiva llamada épica, de corta duración, que parece reactivar los síntomas iniciales.

4. Después prosigue la vagotonía durante cierto tiempo (la convalecencia) con el fin de que la reparación de los tejidos permita que el órgano reanude sus funciones y la sanación.
5. Retorno a un estado de salud y de equilibrio emocional normal, enriquecido por una nueva experiencia, por un aprendizaje.

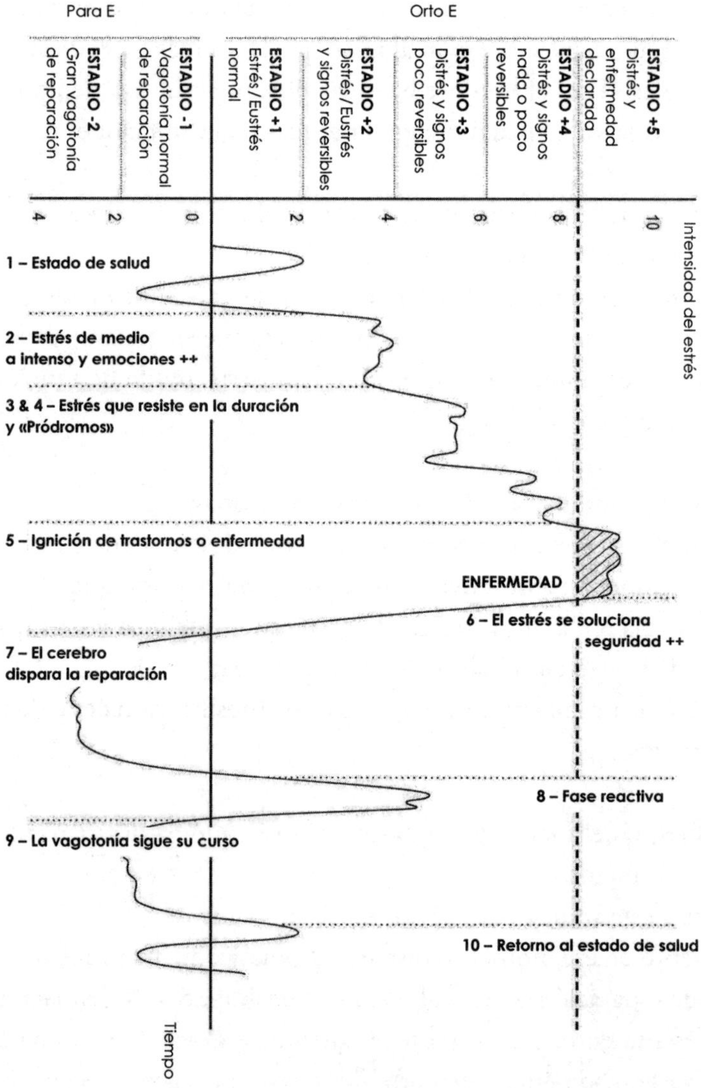

Las diferentes fases de la enfermedad

◆ *a. Signos frecuentes observados en las principales fases:*

i. Estado de salud física y de equilibrio emocional: la homeostasis

La homeostasis es la búsqueda incesante del equilibrio de las diferentes constantes fisiológicas que garantizan la vida (composición sanguínea, presión arterial, temperatura, etc.).

Simultánea o sucesivamente, como ya dijimos, se activan ciertos sistemas: el nervioso central, el neurovegetativo, el endocrino y el inmunitario.

Existe, en efecto, un estrecho vínculo entre el cerebro y el sistema inmunitario. Es cosa comúnmente observada el constatar en períodos de estrés intenso una clara caída de nuestro sistema de defensas, facilitando esto la aparición de un catarro, de una gripe o de una infección génito-urinaria, por ejemplo.

◆ *b. Signos posibles en las fases de estrés y de sobreactividad del sistema ortosimpático:*

1. Taquicardias, aumento de la presión arterial, accidente vascular cerebral, infarto...
2. Trastornos del sistema digestivo, acidez gástrica, úlcera de estómago, colitis, diarrea o estreñimiento...
4. Depresión nerviosa, tristeza, desvalorización...
5. Aumento del colesterol y de los triglicéridos...
6. Hiperglucemia...
7. Desmineralizaciones óseas, amiotrofias...
8. Descenso de las defensas inmunitarias, infecciones más frecuentes, alergias...
9. Trastornos hormonales (dismenorreas o reglas hemorrágicas). A veces, formación de un pólipo, de un quiste, de un tumor canceroso, de una parálisis...

◆ *c. Fases de resolución del problema, de apaciguamiento y de activación del sistema parasimpático:*

1. el psiquismo se apacigua, pero una persona no informada puede sentir inquietud ante la aparición, en ocasiones, de nuevos sín-

tomas. La mayoría de las veces esta fase transcurre sin síntomas particulares, pero esto es lo que puede observarse a veces:

2. las manos están calientes, los vasos periféricos se dilatan;
3. en el órgano se desarrolla un edema;
4. aparece una sensación de fatiga;
5. aumenta la temperatura;
6. infección;
7. sudores calientes;
8. dolor;
9. pueden aparecer inflamación y sangrados;
10. puede surgir o amplificarse la impotencia;
11. el enfermo tiene el sentimiento de que todo lo que le pasa puede agravarse.

◆ *d. Fase llamada épica:*

El estrés puede ser intenso pero breve, uno tiene la impresión de estar viviendo una recaída. Las manos se quedan frías, a veces se observan temblores, hormigueos, calambres, sudores fríos y pérdida de apetito. Si antes había alguna parálisis, puede verse agravada provisionalmente. En esta corta fase, el enfermo no avisado puede agobiarse pensando que ha empeorado su dolencia.

◆ *e. Fase llamada de convalecencia y de final de la vagotonía que se encamina hacia la curación:*

Se difumina la depresión y vuelve la moral alta ante las mejorías que se suceden. Baja la temperatura, disminuyen de manera general el edema y la inflamación, así como el dolor. La infección desaparece poco a poco, la cicatrización se completa, vuelve la tonicidad física. Se constata una reanudación progresiva de las actividades. Podemos hablar de sanación de una afección cuyo origen era de naturaleza psicosomática.

Nota especial: No dejaré de repetir en este libro que se impone un seguimiento médico para cada paciente, hasta la obtención completa de su curación. La comprensión de estos mecanismos no nos dispensa del diagnóstico ni del tratamiento que ofrece la medicina moderna. Nuestro enfoque, aquí preventivo sobre todo, puede ser un complemento útil durante todo el recorrido de las terapias habituales.

- D. 4.ª enseñanza

> Gozar de buena salud es algo que se produce cuando un nivel de tolerancia más elevado ha venido a sustituir a reacciones inadecuadas, caprichosas o egóticas. Es decir, a una resolución incompleta de los conflictos.
> La única razón de ser de todos los mecanismos de adaptación es rebajar el nivel de estrés.
> La enfermedad es descrita por el psicoanálisis como uno de los mecanismos de resolución de los conflictos.
> La solución al problema la hallamos en el cuerpo, es decir: nuestros recursos biológicos, con el fin de desplazar la intensidad conflictual de lo psíquico hacia lo físico.
> Todo se adapta a todo o desaparece.
> Lo único que cuenta es el evento interior.
> Todo lo que se expresa ya no queda impreso.
> Todo lo que está fuera ya no está dentro.
> Mental mentiroso, «el pensa-miento», oculta la herida, el sufrimiento.
> El ser humano está enfermo por falta de vocabulario.
> El *bio-choc* es un instante de sorpresa mal vivido. ¿Por qué? Porque no ha podido satisfacerse una necesidad biológica interior. ¿Cuál?
> El hombre ha desarrollado al mismo tiempo que su cerebro una vida virtual.

La odisea de la vida sobre la tierra: y, de repente, el hombre...

Hablar de las necesidades del hombre es hablar inicialmente de la evolución de las especies y traer a la memoria los tumultuosos orígenes de la frágil rama de los homínidos que ha conducido a sus descendientes hasta el *homo sapiens sapiens* y el hombre moderno de nuestra civilización actual.

La historia de la vida en la Tierra se remonta, como es sabido, a cerca de 3 500 millones de años. Podemos medir el camino recorrido por nuestras antepasadas las bacterias e imaginar el número de mutaciones que han hecho falta para llegar al ser evolucionado que somos nosotros. Según David Raup, de la Universidad de Chicago, que tiene publicado *De l'extinction des espèces*[13] en las ediciones Gallimard, el 99,9 % de las formas de vida que ha parido la Tierra se han borrado de la superficie del globo. O sea, cerca de 10 000 millones de especies que emergieron y después fueron desapareciendo desde el inicio de la evolución. A día de hoy, al parecer, solo quedan 2 millones de especies. Una selección más que trágica, una degollina colectiva. Según Darwin, los más capaces de adaptarse sobrevivieron mediante una selección llamada 'natural'. No obstante, ahora sabemos que hubo cataclismos climáticos e incluso cósmicos que diezmaron ciertas líneas genéticas poderosas y dominantes. Me refiero al reinado de los dinosaurios, que duró cerca de 180 millones de años y que se cortó de manera bastante brutal hace 65 millones de años. Se desarrollaron con éxito nuevas especies, más pequeñas y mejor adaptadas para sobrevivir en este nuevo contexto climático y en este nuevo ecosistema.

Al principio fue tomando impulso el reino de los pequeños mamíferos, y después se fue perfilando poco a poco la rama de los homínidos, prima de los grandes simios. A fuerza de mutaciones genéticas bien logradas, aseguraron la satisfacción de sus necesidades vitales en

---

13. De la extinción de las especies. *(N. de la T.)*

contextos de entorno más favorables a sus dimensiones y a su capacidad de adaptación biológica. Por eso mismo, desde hace 4 millones de años, o quizá 10 millones, según los últimos descubrimientos, el hombre va poco a poco ocupando su lugar en el concierto de las especies de este planeta. Siempre en devenir, repite situaciones ganadoras de supervivencia a pesar del fracaso de varias líneas evolutivas de pre-humanos que desaparecieron, desde el *homo habilis*, pasando por el australopiteco hasta el *sapiens sapiens* de hoy. Aún y siempre en busca de progresos para la satisfacción de sus necesidades fundamentales y superiores, deberá memorizar y transmitir a sus descendientes miles de reflejos, de hábitos y de experiencias contraídos en un universo hostil, vista la arisca competición que se ejercía entre las especies que compartían el mismo territorio y el mismo ecosistema.

Captamos mejor, a la vista de esta trayectoria heroica, la herencia de miedo casi arcaico e inconsciente que suscita la frustración de necesidades o la no realización de un anhelo o de un proyecto, ¡y eso que estamos en el tercer milenio de nuestra era cristiana!

Como dice Hervé Ponchet, «el hombre no se libra de la suerte común. Al igual que las demás especies, es el fruto de una dialéctica entre las mutaciones genéticas que proponen soluciones nuevas y la selección natural».

● A. Emociones y necesidades

◆ *Emociones negativas, pequeñas y grandes, más corrientes en el hombre*

Cuando las necesidades, las pulsiones o las aspiraciones profundas no pueden satisfacerse, se observa un conjunto de reacciones inherente a la naturaleza humana. Basta con que uno se interrogue a sí mismo, con que escuche a su alrededor, con leer la abundante literatura que bebe de esta fuente o con ver una película para redescubrir sin cesar los fundamentos de la condición humana en su polaridad negativa.

Según el humor, el estado del momento, la reacción hormonal, la importancia del deseo contrariado, el miedo, el dolor, la búsqueda del placer o del poder, el hombre puede manifestar las reacciones siguientes, cuya lista no es restrictiva:

Ira, vanidad, engaño, traición, tiranía, desconfianza, rigidez, timidez, burla, juicio y reproche, rencor, pequeñez, mediocridad, pereza, egoísmo, narcisismo, bajeza moral, desprecio, arrogancia, maldad, mala fe, envidia, intolerancia, mentira, ferocidad, crueldad, codicia, gula, avaricia, grosería, etc.

◆ *Emociones positivas, sentimientos, cualidades y valores más frecuentes en el hombre*

En efecto, ¡sería injusto mostrar solamente la parte de sombra que hay en el hombre sin mencionar la luz! Al igual que en el ámbito de la negrura, el hombre parece haber sido dotado de un arsenal casi sin límites, la lista de las cualidades es también casi interminable en lo referente a los valores:

Amor, valor, voluntad, encanto, humor, tolerancia, ternura, franqueza, modestia, humildad, originalidad, seguridad, gratitud, pudor, prudencia, alegría, placer, disfrute, perfección, optimismo, perdón, justicia, grandeza, lucidez, complicidad, honor, armonía, gentileza, respeto, compasión, autenticidad, sinceridad... Y dado que esto equilibra a lo anterior, ¡quizá no haya que desesperar respecto al porvenir de la humanidad!

● B. Un ejemplo de emoción: EL MIEDO

¿Qué es el miedo? ¿Por qué se encuentra en el origen de tantas dolencias? ¿Por qué está tan extendido a nuestro alrededor y a lo largo de nuestra vida?

El miedo muchas veces es miedo «a perder». Perder lo que tenemos o perdernos a nosotros mismos y morir. Hay un miedo por uno mismo, pero también por los demás. Puede ser visceral (instintivo y animal) o consciente (analizado y reflexionado en el instante), incluso también por anticipación (centrado en un suceso futuro), e incluso podemos añadir un miedo retrospectivo (ligado a un acontecimiento del pasado). Es, en origen, un reflejo arcaico de supervivencia que funciona en toda la extensión de la escala biológica, desde la célula hasta el hombre.

El miedo de un último final es sobre todo humano, dado que el animal no tiene verdaderamente una idea de la **muerte**.

El miedo es también **protector**, es decir positivo frente al peligro (¡esto lo constatamos todos los días al cruzar la calle de nuestro barrio!). Nos informa también, mediante el dolor, de un peligro para el cuerpo (pinchazo, quemadura, golpe, sobrecarga).

Puede ser **estimulante** para trabajar más. Proximidad de un examen o de una oposición que queremos aprobar como sea.

El miedo **cura** cuando impulsa las defensas naturales del organismo a organizar un programa de reparación tisular o inmunitaria. Igualmente, cuando incita a una persona enferma, que descuidaba su tratamiento, a decidir cuidarse en serio.

Está también el miedo **que mata**, disminuyendo o incluso paralizando nuestras capacidades de reacción, o incluso que produce la muerte.

Los miedos **infantiles** preparan los miedos del adulto. Sensible, vulnerable, emotivo, frágil, el mínimo incidente provoca en el niño un «*choc* emotivo considerable» que dará origen a los miedos irracionales del adulto. Ciertas historias de hombres del saco, brujas, ogros o hadas madrinas acaban por engendrar imágenes alucinatorias. Igualmente, la televisión, el cine y el ordenador también proveen su cuota de espantos, de *thrillers* y de pesadillas, y acarrean fobias diversas.

El miedo provocado por el mal entendimiento de los padres representa una amenaza para la seguridad del niño y, más tarde, una predisposición indeleble hacia el miedo. Pero, igualmente, el niño demasiado mimado vivirá un sentimiento de dependencia. Esperará ayuda para todo y no se sentirá responsable de sí mismo. Si pierde sus apoyos habituales, le entra miedo y se angustia. Así pues, la educación moldea ciertos miedos, que acaban por acarrear trastornos mórbidos, mediante las coerciones, las represiones, las amenazas, la agresividad bloqueada, la sexualidad reprimida y la intimidación.

Finalmente, están los miedos **absurdos** que provienen de una asociación neurótica que se ha formado en el inconsciente, asociación entre un acontecimiento dramático y algo que antes era anodino: miedo a los animales, a la soledad, a volverse loco, al público, a los espacios abiertos y a ciertos lugares, al rayo y al trueno, al fuego. Miedo a caerse, a los túneles, a los policías, a las brutalidades sexuales, al crimen. Miedo a lo desconocido, a lo que es oscuro, incomprensible. Miedo a todo.

El miedo es un **amplificador**, porque se sitúa en lo imaginario. Y nosotros no tenemos ningún medio concreto de acción para corregir lo que está en el imaginario.

Si el miedo es real, como, por ejemplo: me persigue un perro furioso, entonces la solución real de encerrarme en una casa, o de aislar a ese perro, me dará seguridad. Si tengo miedo a morir de hambre, de inanición, y es real, buscaré alimento, y esta solución real corrige, anula, ese miedo inmediatamente.

Pero si es un miedo totalmente alucinatorio, imaginario, irracional, como el miedo a que me falte el alimento –recogiendo este último ejemplo– porque a lo mejor el año que viene me quedo sin trabajo, entonces comeré y comeré sin que eso tenga efecto alguno sobre el problema (el miedo a la inanición), que es totalmente virtual.

Otro ejemplo: alguien tiene miedo de verse un día separado de su mujer, de su madre o de su mejor amigo, pero está con esa persona. De modo que no puede actuar sobre eso porque aún no está separado.

El miedo puede y debe siempre estar **definido y bien identificado**, porque existe un número importante de matices del miedo, como la inquietud, la aprensión, el terror, miedo cerval, frontal, miedo pánico, estar fuera de sí, correr de acá para allá, miedo paralizante (este es el más arcaico), miedo al animal (el primer peligro, que se remonta a nuestros orígenes sobre esta Tierra). **La angustia** es un miedo que no está definido. Sentimos aprensión por un miedo aún no identificado, lo cual crea una inseguridad latente y preocupante. Nos sentimos solos, necesitamos una presencia, echamos de menos a alguien.

Cada miedo está ligado a un **órgano.**

- La aprensión, la inquietud –cuando huele mal olfateamos el peligro– afectará a la mucosa de la nariz, a los senos nasales.

- El terror, el miedo cerval, la necesidad de tranquilizarnos comunicándonos entre nosotros: la laringe.
- La amenaza: el epitelio de los bronquios.
- La aprensión por detrás: la retina.
- El miedo a morir: los alvéolos pulmonares, las glándulas de mucus bronquiales.

Pero el miedo puede afectar absolutamente a cualquier órgano. El miedo es un amplificador. Por ejemplo, el miedo a estar separados afectará a la epidermis, como lo haría el hecho de estar separados realmente. El miedo a ser desvalorizados o el hecho de ser desvalorizados: al esqueleto. El miedo de que nos invadan en nuestro territorio, o el hecho de que nos invadan en nuestro territorio: a la vejiga. Miedo a ser abandonado: la grasa.

Así, el miedo es no específico, porque puede afectar absolutamente a todas las células, a todos los órganos del cuerpo, y presentar cualquiera de las formas de patología, según lo que le acompañe.

[LISTA NO EXHAUSTIVA DE LAS DEMÁS NECESIDADES PARA EL HOMBRE: *Véase* pág. 78 de este manuscrito, punto C. «Nuestras necesidades»]

● C. Homenaje al doctor Erich Stern

Médico hospitalario encargado de investigación en el Centro Nacional de Investigaciones Científicas y uno de los precursores del mundo médico que atestigua el origen psíquico de las enfermedades. Su libro, *Les conflits de la vie, causes de maladies*[14] en ediciones Payot, fue escrito hacia 1935, hace más de 80 años. Relata, mediante numerosos testimonios de pacientes, y describe, con ayuda de varios casos clínicos, esta correspondencia aún poco admitida en nuestros días, entre cierto tipo de situaciones conflictuales y la emergencia de síntomas muy particulares, incluso de enfermedades.

---

14. *Los conflictos de la vida, causas de las enfermedades. (N. de la T.)*

BIBLIOTHÈQUE SCIENTIFIQUE

Dr ERICH STERN

CHARGÉ DE RECHERCHES AU CENTRE NATIONAL
DE LA RECHERCHE SCIENTIFIQUE

LES CONFLITS DE LA VIE CAUSES DE MALADIES

PRÉFACE DU Dr DE GRACIANSKY
MÉDECIN DES HOPITAUX

PAYOT, PARIS

Un ejemplo de necesidad fundamental, biológica, imprescindible para nuestra supervivencia: El territorio

Encontramos esta trilogía permanente desde los orígenes: el territorio, la especie viva y la predación.

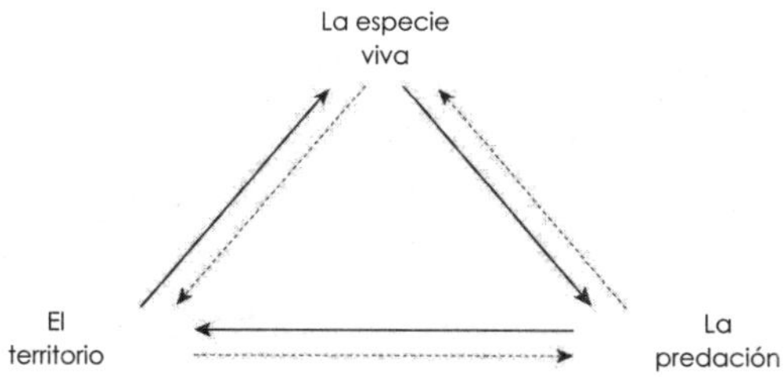

La trilogía permanente

El principio de predación se desarrolla y rige en todas las formas posibles según la especie, la época y el grado de evolución de esa especie. Hay conflicto de intereses y competición si los mismos recursos son objeto de codicia en el mismo espacio y el mismo tiempo.

Para el hombre y para el animal, así como para la planta, el principio del territorio es fundamental para la vida e incluso para la supervivencia. La tierra, ese territorio inmenso pero no obstante limitado, puede compararse a una nave espacial que se desplaza por el universo, el cual sí es ilimitado. Esta Tierra que gira alrededor del Sol recibe su calor y su luz, indispensables para las primeras reacciones químicas. Por eso se crearon con el tiempo en este planeta una biosfera y un ecosistema propicios para la eclosión de la vida, que emergió adoptando mil formas. No obstante, como describió ampliamente Darwin en *La evolución de las especies*, se impuso una competición para la supervivencia que permitió a las especies más fuertes o mejor adaptadas lograr el triunfo de sus respectivas familias.

Por eso mismo, el hombre, la culminación más elaborada del conjunto de las especies vivas a día de hoy, tuvo que ejercer una predación sin cuartel sobre el conjunto de su entorno durante siglos y hasta hoy mismo. Esta predación afectó inicialmente a todas las categorías de bienes situadas en su entorno inmediato, agotando en ocasiones las reservas que se encontraban a su alcance, como el agua de manantial, de río o de lluvia, y desviando a veces el curso de los ríos mediante represas. La vegetación consumible por recogida silvestre y más tarde por la agricultura (frutos, verduras, cereales, bayas, etc.). Con la caza y después con el pastoreo, tuvo recursos de carne (millares de mamíferos pequeños, pero también bovinos, ovinos, etc.). Mediante la pesca en río o en mar, o la acuicultura, conquistó recursos casi inagotables de proteínas animales (peces, crustáceos, gambas, entre otros.). Para construir sus abrigos, edificar sus pueblos y sus industrias, calentarse y disponer de energía, la predación se ejerció sobre el suelo y el subsuelo en el mundo mineral y vegetal (deforestación de bosques, tierra, piedra y arena para la construcción, carbón, gas, petróleo, hierro, cobre, oro y todos los minerales de los que rebosa la tierra…).

Después, cuando un enclave o una región se habían agotado, el hombre se desplazó, constreñido al nomadismo para explorar otra tierra más prometedora y más rica en recursos naturales. Por ello, dado que a veces ese nuevo territorio ya estaba habitado por otros pueblos, en ese momento surgió el conflicto, la confrontación, incluso la guerra que estos trajeron consigo por la supervivencia de todos los individuos.

El territorio permite también la sexualidad, la reproducción y la perpetuación y la supervivencia de la especie mediante la fecundidad. Aparecerá la parada nupcial en los animales y la seducción en el hombre o los diferentes modos de cortejo para llegar a la cópula.

Y después, gracias al ingenio humano, aparecieron todas esas industrias concebidas y construidas durante los últimos siglos para el transporte (automóviles, barcos, trenes, aviones…); así como en el ámbito de lo agroalimentario, de la construcción, la vestimenta, la electrónica, la informática y las nanotecnologías, sin olvidar la investigación científica y, como joya de la predación de la mente humana, el espionaje industrial.

La forma más aterradora de predación por el territorio sigue siendo la guerra. Esta ha tenido que generar la industria de las armas, de las más simples a las más sofisticadas (de la maza o el arco y la flecha a los cohetes teledirigidos que llevan cargas explosivas), que provocaron millones de muertes durante los siglos anteriores. Siendo la guerra la dramática culminación de un conflicto entre protagonistas cuya solución ha fracasado, como: el fracaso de la diplomacia, la intransigencia ligada a la religión, la ideología de un partido político, creencias ultraconservadoras, falta de respeto por la persona humana, etc.

Finalmente, la conquista y la predación pueden adoptar formas más positivas, como el advenimiento de la cultura humana a través de las civilizaciones que nos han transmitido su saber. Las artes de la pintura, de la escultura, de la arquitectura, pero también la literatura, las lenguas, la danza, la música, el teatro, el cine, la ciencia, sin olvidar los deportes, los Juegos Olímpicos...

El territorio, para el hombre, es también la espiritualidad, ese «mundo virtual que ha podido habitar» desde los tiempos prehistóricos y del que aún hoy se puede apropiar bajo la forma de religiones o de filosofías como el budismo. Este espacio de vida mental reservado a las creencias y a las prácticas religiosas para la salvación de la propia alma suele defenderse con vigor e intransigencia, muchas veces predicando la tolerancia pero practicando la exclusión del profano.

Como vemos en estos ejemplos, la noción de territorio y de predación está por todas partes, tanto si es material (bienes muebles o inmuebles, propiedades territoriales, culturas, zonas de cría de animales, dinero, minas, etc.) como cultural (artes, literatura, teatro, cine, televisión...) o social (política, asociación, viajes, comunicaciones múltiples, ahora, por redes sociales, teléfonos móviles, entre otras) o científica, ideológica, espiritual, afectiva, etc. En resumen, mientras haya búsqueda para la satisfacción de nuestras necesidades, por muy diversas que estas sean, y competición a veces por la supervivencia, no cesarán los conflictos ni las cantidades de estrés imposibles de manejar ni sus corolarios: «las enfermedades psicosomáticas». A menos que se pueda anticipar y coger desprevenida a la enfermedad teniendo en cuenta los signos precursores, a los que aquí llamaremos «pródromos». Esto es lo que veremos un poco después, en el 2.º capítulo.

La predación en el hombre

Para ilustrar esta noción, vamos a tomar como ejemplo la vida de los cormoranes, esas grandes aves que viven en islas lejanas. Hay sobre todo dos especies, los cormoranes negros y los cormoranes moñudos, que conviven en buena armonía desde hace siglos, cuando deberían estar en competición por el alimento limitado del ecosistema que ocupan. ¿Cómo es posible esto? De hecho, en el mar o en los ríos, ambos pescan en el mismo sitio, pero el cormorán moñudo se zambulle y pesca en profundidades de hasta 11 metros, alimentándose sobre todo de peces tan pequeños como esquirlas, mientras que el cormorán negro pesca en las aguas más superficiales gruesos peces de hasta un kilo y medio en ocasiones, pero también crustáceos y moluscos. Así, las dos especies animales pueden convivir sin destruirse la una a la otra. Esto nos lleva a decir que, en la naturaleza, la independencia entre dos especies animales o vegetales solamente se da si estas ocupan nichos ecológicos diferentes. Hay conflicto de intereses si los nichos son idénticos, lo cual conlleva una reacción en cadena, tal como: frustración o carencia, peligro por la propia línea de sucesión, competición por la vida y predación recíproca.

Pero volvamos al hombre, porque esto es lo que nos interesa aquí, y veamos cómo ha ejercido él o ejerce aún su predación para satisfacer sus necesidades vitales o incluso las superfluas.

En primer lugar, mediante migraciones para ocupar otros territorios, como dijimos más arriba. Mediante guerras (ataque, defensa, invasión) y lo que estas conllevan (matanzas, heridas para debilitar al adversario y al país, a veces genocidios y deportaciones con sometimiento de las poblaciones vencidas).

Nos basta con abrir la Biblia o un libro de historia para constatar la repetición de esos comportamientos guerreros y conquistadores inherentes a la naturaleza humana. La predación está muy extendida por todas partes, para bien y para mal: es reprensible robar, acaparar el bien de los demás, pero en cambio apropiarse de conocimientos ajenos o robarlos en libros, en la universidad o en Google, se valoriza y se autoriza. No obstante, las dos actitudes proceden del mismo principio, que consiste en captar, tomar cosas del exterior para satisfacer uno sus necesidades internas, para lograr un mejor estar en esta Tierra.

El hombre ha desarrollado desde hace siglos muchas otras estrategias para conquistar espacios y bienes, pero generando también conflictos recurrentes entre personas, familias, clanes o pueblos: actitudes y gestos de amenaza para la intimidación del vecino, acoso verbal o físico, jerarquía y toma de poder abusiva, espionaje, seducción, más recientemente escritos polémicos o panfletarios, literatura comprometida, periódicos, radios, cine, televisión, Internet... La lista es larguísima y cada uno puede escarbar en su propia historia para quizá enriquecerla con acontecimientos inéditos.

Por eso, vemos con claridad que la predación es un terreno fértil para generar toda clase de tipos de estrés, factores de enfermedades de plazo más o menos largo: y esto es el meollo de este libro.

● **Para anotar:** nuestras necesidades y la enseñanza de la pirámide de Maslow.

El psicólogo estadounidense Abraham Maslow realizó un trabajo admirable que resumía las necesidades de un ser humano, sea cual sea su origen, en cinco categorías. La representación se hace con ayuda de un gráfico de forma piramidal, llamada también escala, y que resume brevemente nuestras necesidades, de las más elementales a las más sutiles. *Véase* pág. 78, punto C. «Nuestras necesidades».

Clasificación de los tipos de estrés que con más frecuencia nos perturban en nuestro mundo moderno

- El ruido.
- El agotamiento por exceso de desgaste y el cansancio.
- La pérdida de empleo y, con él, del poder adquisitivo.
- La ruptura, el divorcio.
- La pérdida de un ser querido.

- Los ritmos impuestos en el trabajo y la disminución de los tiempos de descanso.
- La enfermedad o el accidente.
- La pérdida de dinero.
- La pérdida de poder político o profesional.
- Los diferentes tipos de violencia: acoso físico o moral, violación, golpes, pedofilia.
- El abandono.
- El rechazo.
- Los fracasos: en los estudios, las oposiciones, la vida deportiva o profesional.
- Los grandes dramas ligados al entorno: inclemencias del tiempo, maremotos, inundaciones, incendios forestales, terremotos, peligro atómico.
- La guerra y la guerra civil: éxodos, bombardeos.
- La vejez.
- El estrés visual: periódicos, televisión, ordenador, tabletas, consolas de juegos, la ciudad y sus luces.
- La agresividad en nuestra sociedad: en los transportes, en familia, en el trabajo, la información internacional que los medios vierten sobre nosotros a diario.
- Las situaciones conflictivas procedentes del medio profesional: empleados, obreros, jefes de sección, sindicatos, patronos, accionistas.
- Los conflictos debidos al pronóstico o al diagnóstico de una enfermedad: efecto nocebo.

● A. Lista de las conductas hostiles en el trabajo, en cinco puntos:[15]

- Agresiones en las condiciones de trabajo.
- Aislamiento y rechazo de comunicación.
- Ataques a la dignidad.

---

15. Légeron, doctor (Patrick), *Le stress au travail.* Ed. Odile Jacob, París, 2015. *(N. del A.)*

– Comentarios desplazados en el contexto laboral.
– Violencia verbal, física o sexual.

B. Situaciones estresantes más corrientes

Examinemos ahora las situaciones estresantes más frecuentes. Las clasificaremos por temas con el fin de identificarlas mejor. No pretendemos haberlas inventariado todas, pero sí las damos como ejemplo para descubrir la amplitud del problema que deseamos contribuir a resolver con este trabajo.

Utilizaremos con frecuencia el término «conflicto» para calificar las situaciones en las que hay oposición, competición, intereses contrarios o frustración de las necesidades:

– entre dos individuos (divorcio, juicio, etc.);
– con el mundo exterior (inundaciones, sequía, etc.);
– con uno mismo (conflicto interno entre moral y sentimientos, por ejemplo).

Conflictos por el territorio: conquista de tierras ricas en reservas minerales (oro, hierro, cobre, petróleo, gas) o cultivables (trigo, maíz, arroz) o costas y ríos (incluidas las reservas de pesca y su utilidad para la navegación) o bosques (caza y reservas de madera). Toma u ocupación de ciudades y control de la población. Es también la búsqueda de empleo, la adquisición de una casa, de un terreno o de un coche, etc.

Conflictos por el alimento, el agua y el aire: si hay sequía y pérdida de la cosecha o inundación, hay riesgo de escasez o de hambruna. Miedo a la carencia si hay pérdida de empleo o quiebra de la empresa.

Conflictos ligados a los bienes materiales: el dinero (riqueza y pobreza), lo mueble y lo inmueble, las obras de arte, las joyas, la herencia, el robo, los desvalijamientos de casas, desvíos y extorsiones de fondos…

Conflictos ligados a la pareja, a la sexualidad: separaciones, violencia de diversos tipos, divorcios, adulterios, violaciones, mujeres maltratadas, abortos espontáneos o voluntarios.

Conflictos sociales y políticos en nuestro país: manifestación, huelgas, revolución.

Conflictos con otros países: éxodos, guerras, muertes, torturas y encarcelamientos, genocidios, holocaustos, invasión.

Conflictos interétnicos o religiosos: en África, en el Medio Oriente, en China, en América y más o menos en todas partes del mundo.

Conflictos ligados a la naturaleza: terremotos, maremotos, inundaciones, incendios, tornados.

Conflictos ligados a los accidentes de tráfico y de otros tipos: en coche, moto, bicicleta, tren, avión, barco, pero también en el trabajo con máquinas.

Conflictos en la familia, con los hijos o genealógicos: desavenencias, abandono, palizas, insultos, incesto, pedofilia, violación, alcoholismo, droga, tabaco, juegos o apuestas de dinero.

Conflictos ligados a la infancia y la educación: miedos, extorsión, envidia, timidez, culpa, falta de límites, falta de amor y de respeto.

Conflictos en el trabajo y las relaciones de poder: la competitividad a ultranza, el ruido, el acoso moral, el cansancio, el estar quemado, los accidentes laborales, el despido abusivo.

Conflictos ligados a la salud y a la enfermedad: miedo al diagnóstico, miedo a la enfermedad (hipocondriaco), miedo a sufrir, a quedar tullido, miedo a morir.

Conflictos en el plano individual: complejos, desvalorización, miedo, identidad sexual, pequeñas fobias.

Todas estas situaciones contribuyen a aumentar peligrosamente la actividad de nuestro sistema neurovegetativo ortosimpático, con consecuencias sobre nuestra salud.

● C. Nuestras necesidades

Para nosotros, los humanos, nuestras necesidades son múltiples y afectan al conjunto de las funcionalidades, tanto de nuestro cuerpo como de nuestra mente: para el tubo digestivo, beber, alimentarse, digerir y asimilar; para el colon, evacuar; para los riñones y la vejiga, eliminar; para los pulmones, respirar; para el corazón, hacer circular la sangre, los nutrientes, la vida... pero también necesidad de reproducirnos mediante la sexualidad para perpetuarnos. Necesidad de trabajar, pescar, cazar, recoger frutos silvestres mediante el aparato locomotor. Necesidades sensoriales y relacionales mediante los órganos de los sentidos y el cerebro. Necesidad de inmunizarse y defenderse contra las bacterias y los virus, pero también de identificar el yo y el no-yo (enfermedades autoinmunes). Cuando una de las funciones fisiológicas deja de satisfacerse de modo duradero, puede aparecer la enfermedad. Y también, para su supervivencia, el hombre tiene necesidad de seguridad y de protección (del frío, del calor, de la lluvia, del viento, del sol, etc.) y la resolverá mediante la vestimenta, el hábitat, etc.

En otros planos más psíquicos, las necesidades se manifiestan de otro modo: autoestima, hacernos un hueco en la sociedad, tener nuestro propio territorio, ser aceptados, ser reconocidos, ser estimados, ser amados, crear, creer y dar un sentido espiritual a nuestra propia vida, ser felices, alejarnos de los conflictos, etc.

Según nuestras creencias y nuestra «vivencia-*resentir*» frente a las situaciones que se nos imponen, la necesidad podrá ser: real, imaginaria, simbólica, virtual o metafórica. No obstante, el cerebro, que es de naturaleza biológica, no distingue: para él todo se transcribe en lenguaje simbólico.

Necesidad de respirar, de alimentarse, de dormir, soñar, descansar, relajarse, recuperar fuerzas, crecer, desarrollarse, fortalecerse.

Necesidad de entrenarse, educarse, aprender, saber, tener proyectos, tener valores y ser valioso, tener creencias, dirigir y ser dirigido o gobernado.

Necesidad de juego, de humor, de distensión, de risa, de momentos para uno mismo, de vacaciones, de viajes, de libertad, de cambio, de amistad, de afecto, de amor, de sexo, de estar en pareja, tener hijos.

Necesidad de pertenencia a un grupo, una familia, una religión o un movimiento espiritualista, un clan político, ser reconocido, apreciado.

Necesidad de ser fuerte y gozar de buena salud, de no sufrir, de tener confianza en uno mismo, de afirmarse, de estar orgullosos de nuestra identidad.

Necesidad de pelear o de huir para escapar del peligro, de proteger a los allegados, de trabajar, de inventar, de tener recursos.

Finalmente, necesidad de justicia, de moral, de paz, de silencio, de comunicación, de inteligencia, de memoria, de belleza, de estetismo, de rituales, de tradiciones, de ser racional y de ser irracional…

(Footnotes)

1. Véase: Protocolo tomado del libro de E. Tolle.

CAPÍTULO 2

La prevención mediante la toma de conciencia de los indicios que anuncian la enfermedad

Los pródromos y el estrés

● A. Definición del pródromo

Del latín *prodromus*, del griego *prodromos*, «precursor».

Síntomas del inicio de una enfermedad, en particular los que anuncian una crisis aguda.

Signo anunciador que marca el inicio de algo: por ejemplo, los pródromos de una insurrección.

Según el doctor Achille Pierre Requin, autor del libro *Des prodromes dans les maladies,*[16] los pródromos son sinónimos de «principios o

16. De los pródromos en las enfermedades. *(N. de la T.)*

inminencia de la enfermedad; signos o fenómenos precursores; preludio, propatía, etc». Dice también:

El pródromo propiamente dicho se produce a partir del instante en el que se manifiestan ciertos cambios en el estado ordinario de salud de un individuo, hasta el instante en que el estado de enfermedad se vuelve irrefutable.

Los fenómenos prodrómicos son, anteriormente a las enfermedades, lo que posteriormente son la convalecencia y ciertos fenómenos llamados consiguientes; constituyen un estado intermedio entre la salud y la enfermedad.

El autor nos dice que son «manifestaciones particulares de un estado general o bien efectos de la simpatía». Por ejemplo, los fenómenos precursores más frecuentes en las enfermedades agudas y febriles son:

Lasitud espontánea; actitud y andares inseguros; leve alteración de la fisonomía y que la mayoría de las veces solo es apreciable para los familiares del futuro enfermo, sensación vaga e indefinida de debilidad y de malestar; entumecimiento intelectual; desánimo; presentimientos siniestros; insomnio o modorra; sueños difíciles; asco; sed; digestión laboriosa; dificultad respiratoria; suspiros y bostezos frecuentes; frío interior o exceso de sensibilidad al frío exterior. Pueden manifestarse otras anomalías aún más extraordinarias; en una palabra, no hay ningún órgano ni ninguna función que no pueda acusar algún trastorno durante este pródromo.

■ *Los diferentes tipos de pródromos*

Los principales pródromos que se tomarán en consideración después de un gran estrés o un microtraumatismo, y que no se evacuan, serán de diversa naturaleza.

Este término se adoptará desde la óptica de este estudio, en su sentido más amplio, que comprende:

- signos biológicos, psíquicos, físicos, neurovegetativos;
- actitudes, movimientos del cuerpo;

- gestos, tranquilos, amplios, lentos o vivaces, precipitados;
- comportamientos;
- palabras con cierta entonación de la voz, un flujo verbal particular;
- predicados contenidos en palabras;
- *resentires*, emociones;
- cierta mirada, expresiones faciales;
- repeticiones de quejas, de signos o de comportamientos;
- las primeras conclusiones del examen clínico del médico frente a los primeros síntomas;
- ciertos resultados procedentes de la investigación médica (análisis o pruebas de laboratorio, radiografías, etc.).

● B. Un pródromo particular: el *resentir*

En la mayoría de los grandes tipos de estrés, la interpretación personal que se haga de ellos, sea consciente o inconsciente, es decir **el *resentir* de la persona**, estará siempre en el origen del que dimanan las reacciones de bienestar, de malestar o de enfermedad.

El ***resentir*** tiene, pues, un lugar preponderante. Difiere de un sujeto a otro según su historia personal, su tipología, su personalidad, su edad, su sexo, su cultura, sus creencias, sus expectativas, sus traumas pasados, sus complejos o pequeñas neurosis; abreviando, el *resentir* difiere según nuestros filtros interiores. Así pues, es personalísimo de cada uno.

No obstante, si bien nosotros, los humanos, somos todos diferentes, también somos todos parecidos en un plano biológico. Tenemos un genoma que es el que corresponde a la especie humana, y por consiguiente una anatomía similar, un metabolismo y unas reacciones biológicas que nos vienen dadas. Tenemos asimismo reacciones emocionales que son de la misma naturaleza cuando se disparan. Tomaremos como ejemplo el estudio minucioso y vanguardista del célebre naturalista Charles Darwin, quien nos dice en su libro *La expresión de las emociones en el hombre y los animales:*

La risa, la ira, la sorpresa o el asco, cada uno de los cuales, en su singularidad, hace que se contraigan los mismos músculos de la cara y que se impriman los mismos rictus en el rostro, ¡y esto en toda la superficie del planeta!

Nuestras reacciones neurovegetativas también nos vienen dadas, al igual que el conjunto de los reflejos del cuerpo. Sería enojoso enumerar aquí todas las funciones y todos los sistemas biológicos que nos componen, así como todas las reacciones psicológicas y emocionales inscritas en nuestro ADN desde el mismo instante de nuestro nacimiento. Por eso, constatamos que, en circunstancias similares de acontecimientos traumatizantes o simplemente estresantes, hay modos de reactividades psicofísicas similares, como si vinieran impuestos por nuestra memoria genética común, y por consiguiente esto se da en todos los sujetos, a condición de que tengan un *resentir* equivalente.

● C. La aportación científica de la medicina para la toma en consideración total de los pródromos

Es nuestra intención hacer aquí un breve recordatorio de las inmensas posibilidades que aporta la medicina moderna a la prevención, mediante las investigaciones científicas del cuerpo humano. En efecto, si bien el estudio preciso de los primeros síntomas o de una enfermedad exige un examen clínico practicado por un médico, que es el único habilitado para emitir un diagnóstico, a veces se ve enriquecido por la aportación de exámenes complementarios:

- de laboratorio mediante análisis de sangre, de orina y de otros fluidos;
- toma de muestras de tejidos, punciones, biopsias;
- exploraciones anatómicas visuales y/o funcionales acompañadas de grabaciones;
- de radiología, IRM, escáner, termografía, ecografía, endoscopia (fibroscopia, colonoscopia), tomografía, escintigrafía, broncoscopia, angiografía, electrocardiograma, etc.

De manera general, no cabe descuidar nada de todo lo que puede darle al futuro enfermo una posibilidad adicional de curarse.

D. Aplicación práctica

A partir del conjunto de estos elementos prodrómicos recogidos, y de la intensidad emocional todavía presente del *choc*, de su gravedad, de su antigüedad y de su duración, podremos, con prudencia, determinar la diana orgánica o psíquica a la que apuntaremos en un futuro más o menos cercano.

En este estadio podrían aún evitarse síntomas graves o enfermedades. La toma de conciencia amplificada de esta fase de enfermedad en formación puede ser, en este momento, un poderoso motor de cambio. Después pueden considerarse rápidamente algunos cambios necesarios:

- una modificación de nuestro modo de vida;
- una mirada diferente dirigida a ciertas creencias hasta aquí sólidamente implantadas;
- una psicoterapia preventiva, de la que veremos algunos aspectos más tarde;
- un seguimiento médico.

E. Nuestras creencias (como fuentes posibles del estrés)

Una creencia es un estado en el que consideramos que cierta proposición es verdadera. Tiene realidad psicológica, pero no siempre realidad lógica. Puede ser inducida por la experiencia o deducida.

Es una afirmación personal que generalizamos y estimamos como acertada. Es una opinión.

Puede ser primero consciente y luego volverse inconsciente y automática. Puede estar referida a cualquier cosa: nosotros mismos, nuestra inteligencia, nuestras capacidades, nuestros valores, nuestra identidad, nuestro ideal, pero también a los demás y sus comportamientos.

Nuestras creencias pueden venir de nuestra familia, de la educación, de la formación profesional que hemos recibido, de nuestros antepasados, etc. Pueden ser culturales y tradicionales, procedentes del país al que pertenecemos, religiosas, espirituales, filosóficas o políticas. Se desprenden de los conocimientos que hemos adquirido.

Para cada uno, el conjunto de sus creencias constituye un sistema coherente que se convierte en su modelo del mundo y pasará luego a ser una base para sus decisiones, sus interpretaciones, acciones, sentimientos y emociones.

Una creencia puede ser «limitante» o ser un recurso. O bien está adaptada a lo real del instante, o bien procede del pasado y está caduca, pero no obstante sigue activa; por ejemplo: «Durante la guerra, los alemanes me torturaron; la guerra se terminó y yo sigo desconfiando de los alemanes».

Una vez que se ha adoptado una creencia como cierta, tenemos tendencia a reforzarla cambiando y deformando todo lo que no concuerda con ella. En nuestra escala de valores, ciertas creencias son más importantes que otras.

La creencia es la generalización de una interpretación a la que tratamos como una realidad. Por eso mismo, actúa como un filtro, una rejilla de lectura del mundo, un estabilizador, un punto de vista que nos da tranquilidad.

Siempre tiene una función positiva, incluso aunque su contenido sea aberrante. Reposa en dos modos de pensamiento descritos en PNL: la causa-efecto y la equivalencia compleja.

Las creencias pueden ser permanentes o lábiles. Tienen el poder de construir o de destruir, de procurarnos placer o de ponernos enfermos.[17] Finalmente, podemos corregir o cambiar nuestras creencias.

En terapia, tendremos que identificar las creencias limitantes como factores de estrés, reconocer y a veces conservar su intención positiva inicial, y luego instalar las creencias alternativas que nos permitan modificar el *resentir* «enfermante».

---

17. Véase el libro de C. Flèche y F. Olivier, *Creencias y terapia: cómo detectar y eliminar las creencias que nos limitan*. Ed. Gaia, Madrid, 2014. *(N. del A.)*

El estrés

● A. Definición y consecuencias

El estrés es algo biológico; es una reacción de alarma respecto a un peligro que nos amenaza y que a veces podría llegar hasta el riesgo grave o mortal de nuestra propia existencia. Esta reacción siempre dispara manifestaciones fisiológicas, tanto en el hombre como en los mamíferos: hiperventilación, aceleración cardíaca, sudor, excitación neuromuscular, los sentidos están en alerta permanente, entre otros. El objetivo primordial es salir del estrés mediante el ataque o la huida.

Según el tipo de estrés, su coloración particular y su intensidad, el organismo conocerá una cascada de reacciones biológicas diferentes. En el hombre socialmente civilizado estaría fuera de lugar pelearse o huir. La reacción se espera, más bien, en el plano de sus competencias y de su inteligencia. Si persisten las fuerzas que empujan a la acción y las que empujan a huir, aparecen la ansiedad o la angustia.

La incapacidad para superar el peligro, real o imaginario, provoca emociones. Y según el *resentir* específico de cada uno, en la reacción de la persona se verán implicados ciertos órganos y/o ciertas funciones fisiológicas.

En el animal, cuando son posibles el ataque o la huida, no se constatan anomalías orgánicas. El animal mantiene su buena salud. Si sale vencedor, su cerebro activa la producción de endorfinas, que son sustancias del placer. Si se ha escapado del peligro mediante la huida, tiene la alegría de seguir vivo. No obstante, si las dos soluciones se ven impedidas, puede instalarse la enfermedad en el animal: pérdida de pelo, úlcera gástrica, hipertensión, pérdida de apetito. Si esto dura días, se instala un mecanismo de postración aunque la agresión haya cesado.

Este estado de inhibición de la acción (véanse los trabajos de Henri Laborit) conlleva trastornos metabólicos, que son causa de enfermedades diversas.

● B. Las clasificaciones del estrés

Consideraremos **5 estadios** para la clasificación del estrés, y observaremos que en cada estadio del estrés habrá siempre **3 fases** posibles.

Abordemos ahora las fases y a continuación los estadios:

Las 3 fases

■ 1. Una fase de alarma o fase aguda

Corresponde al estrés agudo. Es fuerte, rápida, y moviliza el conjunto de las defensas del cuerpo con el fin de adaptarse lo más rápidamente posible a la situación.

Los pulmones utilizan más oxígeno y sube la tensión arterial, así como el pulso; el cerebro está más despierto, aumentan la reflexión y la memoria, se dilatan las pupilas, las suprarrenales secretan adrenalina, el glucógeno del hígado se transforma en glucosa, la digestión se ralentiza con el fin de ceder a los músculos el máximo de sangre y de energía, y se eriza el vello.

Durante esta fase, el cuerpo gasta energía a manos llenas para el mayor rendimiento posible.

El organismo está en ortosimpaticotonía.

A continuación se presenta:

■ 2. Una fase de resistencia

De duración variable según los sujetos, deja que se atenúen las primeras reacciones en beneficio de una respuesta más estructurada capaz de mantenerse en el tiempo. El cerebro y el organismo gestionan de la mejor manera posible el potencial del que disponen, tomando conciencia de la realidad y de la importancia del problema que hay que superar. Se activa el centro del aprendizaje de la memoria de las situaciones similares; las reservas energéticas de grasa y de azúcar se transforman en carburante utilizable por los músculos y los nervios, y las suprarrenales liberan cortisol para lograr el equilibrio metabólico. La pelea sigue aún. Buscando recursos con pico y pala, el organismo se prepara para resistir y aguantar el mayor tiempo que sea posible.

■ 3. Una fase de agotamiento o fase crónica

Ahora ya se ha agotado el conjunto de los medios y de los recursos. El organismo ve bajar sus defensas inmunitarias, lo cual le hace más vulnerable a las agresiones; la elevación de la presión arterial y del ritmo cardíaco fragiliza la elasticidad de los vasos sanguíneos. La respuesta adaptación-supervivencia ya no es operativa. Los comportamientos están alterados. Uno se fatiga, se desconcentra, se agota, funciona bajo mínimos, se desmoraliza, constata el fracaso, se quiebra, renuncia.

Lo que era una solución, un comportamiento adaptativo útil, se vuelve dañino, peligroso.

Nombre:

	Intensidad del estrés			
ESTADIO + 5 Distrés y enfermedad declarada	**10**			
ESTADIO + 4 Distrés y signos nada o poco reversibles	**8**			
ESTADIO + 3 Distrés y signos poco reversibles	**6**			
ESTADIO + 2 Distrés / Eustrés y signos reversibles	**4**			
ESTADIO + 1 Estrés / Eustrés Normal	**2**			
ESTADIO – 1 Vagotonía normal de reparación	**0**			Tiempo
ESTADIO – 2 Gran vagotonía de reparación	**2** **4**			
		Fase de alerta	**Fase de resistencia**	**Fase crónica**

La escala del estrés, los estadios y las fases

● C. Los 5 estadios

1.er Estadio:

a. Estrés fisiológico agradable o EUSTRÉS

Se trata de los placeres o actividades de ocio que nos proporcionamos libremente y que componen lo que llamaremos el Eustrés del estadio 1: el deporte, la danza, la música, las artes, los espectáculos, el humor, los *hobbies*, los viajes, el amor, la amistad… ¡no son sino estrés bueno!

b. Estrés fisiológico más o menos desagradable llamado normal. Estadio 1

Son las pequeñas preocupaciones del trabajo y de la vida cotidiana. Se trata, por ejemplo, de los trayectos en coche o en transportes colectivos, de las horas de oficina o que pasamos en una obra, de hacer la compra o ir de compras, de la educación habitual de los niños, de llevar una casa, cuidar el jardín o hacer bricolaje, entre otras. Todas estas actividades suelen ser repetitivas, pero las manejamos bien y forman parte de lo que podemos llamar «una vida normal».

2.º Estadio, de advertencia:

a. El Eustrés fuerte (reversible). Estadio 2

Se trata de grandes fiestas o de ceremonias que organizamos o en las que participamos, tales como bodas, nacimientos, cumpleaños o aniversarios… Aquí las tensiones son más fuertes y menos habituales o convencionales que en el estadio precedente. Puede tratarse también de deportes intensos con competición, de viajes excepcionales e ilusionantes, de encuentros amorosos palpitantes e inciertos, de ganancias inesperadas de dinero, de grandes reencuentros con antiguos amigos, etc. Son momentos intensos; en ellos suelen alternarse grandes estados de cansancio y falta de sueño con descanso y sana recuperación.

Este Eustrés, si bien orientado hacia el placer y la alegría, no debería prolongarse mucho tiempo, so pena de desembocar en un estado de agotamiento y fatiga crónica. De ser fisiológico, como era, se deslizaría hacia el **distrés** del estadio 3, con necesidad imperiosa de compensaciones para aguantar, con exceso de estimulantes (café, alcohol, droga, tabaco, medicamentos, etc.) y síntomas prefuncionales.

b. Distrés (reversible)

Aquí el **estresor** es más importante y duradero: grandes problemas profesionales, inminencia de una oposición o de un examen, anuncio del fallecimiento de un allegado, accidente de automóvil, juicio, disputa grave con un vecino, altercado, enfermedad, separación dolorosa con amenaza de divorcio...

El organismo se defiende mediante una reacción neurovegetativa más importante (taquicardia, pequeños trastornos metabólicos, tensiones musculares, contracturas, ansiedad, rumia mental, primeros trastornos del sueño, etc.). Habrá lucha específica contra el agente agresor y actividad exacerbada de ciertos órganos y tejidos para reaccionar o defenderse. Esto muchas veces se producirá al principio mediante la expresión de reacciones psíquicas, emocionales, comportamentales y físicas (PECF), que pueden constituir un esbozo de «pródromos» cuando preceden a una futura enfermedad y la anuncian. Estas reacciones, no obstante, son muy específicas, porque quien las genera es el *resentir* del problema planteado. De todos modos, en el estadio 3 pueden conllevar síntomas funcionales reales. Estas respuestas de adaptación, neurovegetativas y psíquicas, son fácilmente reversibles si desaparece la causa del conflicto. En este estadio es en el que son más indicadas las terapias preventivas de erradicación del estresor, «segando así la hierba bajo los pies» a una eventual enfermedad en formación.

3.er Estadio:

Distrés; falta de respeto a uno mismo, a sus necesidades (difícilmente reversible)

Aquí, la intensidad vivida y resentida del estresor es aún más grande. Las necesidades biológicas no se respetan: falta de sueño, comidas a toda prisa, esfuerzo más allá de los propios límites, etc.

El sujeto resiste con todas sus fuerzas, pero no logra superar ni resolver su conflicto. Sus capacidades se llevan al extremo. Su propio sistema neurovegetativo ha instalado un desequilibrio, perturbando su homeostasis y fragilizando las defensas del organismo. Las reacciones psíquicas, emocionales, comportamentales y físicas (PECF) son numerosas y ya permiten la instalación de ciertos síntomas leves, asociados a trastornos psíquicos. Siempre según la naturaleza del *resentir* inconsciente y profundo del sujeto, en este momento aparecen, por ejemplo: dolores articulares, fatiga física y mental, trastornos del sueño, irritabilidad, estreñimiento y estado depresivo enmascarado o larvado, enfermedades funcionales que se pueden revertir con bastante rapidez.

En este estadio todavía es posible, mediante una terapia certeramente enfocada, impedir que se instalen de modo duradero los síntomas o la enfermedad. Actuaremos después de haber descodificado las razones de esta acumulación de tensiones, planteándonos un cambio en nuestro modo de vida y solucionando nuestros conflictos mediante una terapia que aún llamaremos preventiva (*véase* capítulo 4). En este estadio, no obstante, es necesario consultar a un profesional de la salud y tener un seguimiento regular de atención médica o sanitaria hasta regresar a nuestro estado fisiológico del estadio 1.

4.º Estadio:
Distrés; agotamiento y acumulaciones

Es una fase de agotamiento, de estrés acumulativo y de compensación. Existe ya un desequilibrio neurovegetativo completo debido al hecho de ignorar los síntomas de los estadios precedentes. Los intercambios metabólicos están alterados y el equilibrio homeostático también.

Aparecen comportamientos desviados que perturbarán la vida profesional y la privada (tabaco, alcohol, droga, exceso de medicación). Se instalarán malestares y síntomas difícilmente reversibles: ansiedad, nerviosismo, pérdida de apetito con adelgazamiento importante, depresión, insomnio con frecuentes despertares nocturnos, absentismo del trabajo, síndrome del trabajador quemado, síndrome de agotamiento, desacuerdos familiares, pérdida del deseo sexual, trastornos digestivos, colon irritable cronificado, trastornos cardíacos, hipertensión esencial, etc.

Síntomas difícilmente reversibles.

5.º Estadio:
Estadio grave o de enfermedad declarada

(Además de los signos contundentes de la enfermedad, observamos todavía signos emocionales patognomónicos antiguos, pero también nuevos, ligados al miedo generado por el diagnóstico o el pronóstico que puedan haberse hecho).

Los síntomas se han instalado de manera duradera, bien porque la intensidad del estrés era muy importante y desbordaba las defensas naturales, bien por el efecto acumulativo y debilitador de los estadios precedentes. Varios años de estrés constante acaban por desbordar las capacidades reactivas habituales, abriendo así la puerta a somatizaciones duraderas, espontáneamente irreversibles.

La enfermedad se convierte entonces en la solución adaptativa del cerebro y del inconsciente en un plano biológico y/o mental, frente al peligroso desequilibrio debido al conflicto. Las consecuencias varían según la historia y el *resentir* de cada uno: pérdida total de confianza en uno mismo, incapacidad profesional, rupturas en la vida personal y en nuestras responsabilidades, trastornos digestivos graves, enfermedades autoinmunes, afecciones óseas y articulares, asma, trastornos cardíacos, depresión grave crónica, enfermedades neurológicas, cáncer, etc.

Estas patologías suelen ir acompañadas de trastornos emocionales y físicos tales como: accesos de pesadumbre, de ira, de rabia; tristeza, negación, temblores nerviosos y gestos imprecisos, fatiga crónica a pesar del descanso, accidentes frecuentes y paso de la esperanza y la exaltación a la depresión en poco tiempo.

En este estadio, es imperativo consultar con profesionales de la salud en las disciplinas en las que suframos la dolencia, con el fin de adoptar las mejores decisiones para darnos una vez más todas las posibilidades de curarnos.

D. El síndrome del trabajador quemado

Se debe al estrés mal gestionado desde hace tiempo. Es un síndrome de agotamiento profesional con despersonalización, implicación excesiva hacia la empresa y desatención de uno mismo. Se constata una fatiga general por sobrecarga de trabajo y desmotivación. Hay un deterioro progresivo de la salud, trastornos del sueño, angustia y ansiedad latentes, sentimiento de gran ineficacia para cumplir con las tareas más sencillas. Este estado límite se convierte en un peligro para uno mismo, pero también para los demás (accidentes en el trabajo o en carretera), un terreno abonado para enfermedades físicas o mentales y objeto de rupturas en la pareja y de pérdidas materiales. La depresión está enmascarada o larvada, pero podría conducir al suicidio, de tan grande como es el sentimiento de fracaso personal.

E. El duelo

A un duelo doloroso va ligado un estrés particular.

Desde los tiempos más remotos, la pérdida de un ser querido sume regularmente a los hombres en el dolor, la aflicción y la melancolía.

La muerte, por el hecho de que es una pérdida definitiva, obliga, si se trata de la pérdida del otro, a una recolocación de las implicaciones afectivas. Mientras que la muerte anunciada para uno mismo no puede ser objeto de negociación ni de reparación alguna. Para Freud, el duelo es «la reacción a la pérdida de una persona amada o de una abstracción que la sustituye, como la patria, la libertad, un ideal, etc.».

Esta pérdida conllevará lo que Freud llama el «trabajo de duelo». La persona que está pasando un duelo se rebela contra esa dura realidad y contra sí misma, por no poder recuperar a la persona perdida. En su negación, la persona que está en duelo puede incluso, fugazmente, tener a veces alucinaciones.

Las diferentes reacciones al estrés

● A. Reacciones fisiológicas a los diferentes tipos de estrés y al Eustrés

Observamos que, cuando recibimos el estímulo de un acontecimiento estresante pequeño e inhabitual que nos impulsa a actuar, nuestro cerebro consciente (el córtex) y después nuestro centro de control emocional y de la memoria (el hipotálamo y el sistema límbico) entran en acción para manejar la situación de la mejor manera. Se produce entonces una cadena de reacciones complejas, eléctricas, químicas y hormonales que activa el sistema nervioso autónomo, el cual, gracias a esto, tendrá una acción directa sobre los tejidos y los órganos.

Este sistema presenta dos polaridades opuestas y complementarias: **el ortosimpático**, centrado más bien sobre la acción, y el **parasimpático**, centrado en la nutrición y la recuperación.

Aquí el estrés se considera fisiológico e incluso útil. Por todo el organismo y en la psique se producirán modificaciones biológicas menores. Por eso mismo conviene devolver al estrés su buen nombre y no motejarlo eternamente con una connotación negativa y peyorativa. Incluso haremos el elogio del estrés ponderando algunos de sus méritos: en primer lugar es una energía de vida, un motor para la acción del día a día, un signo de salud y de vitalidad. Es el mejor medio que han encontrado el cerebro y el organismo en el transcurso de la evolución para adaptarse a los diversos cambios del entorno. Estrés y salud son compatibles con la condición de mantenerlo a raya y, como en todo, *lo importante es la dosis.*

Se trata de entenderse bien con el estrés, de domesticarlo, acompañarlo y atemperarlo, con el fin de poderlo manejar. La vida moderna actual (mucho más que en el pasado) genera estrés, y es a nosotros a quienes nos corresponde hacer buen uso de él, porque es también un arma valiosa para lograr cosas y realizarnos alcanzando lo mejor de nosotros.

Veamos ahora el cuadro de aquí debajo, que pone de manifiesto la acción fisiológica del sistema nervioso autónomo sobre el organismo.

Tendremos reacciones biológicas diferentes según que se estimulen el ortosimpático o el parasimpático.

Lista de las reacciones fisiológicas según el predominio del sistema neurovegetativo

- B. Acción sobre los órganos de la estimulación del sistema ortosimpático (intensidades del estrés estadios 1 o 2)

En pocas palabras, esto es lo que ocurre en caso de estrés (de tipo **pelea** o **huida**), cómo puede reaccionar cada parte de nuestro cuerpo. Es capital observar estas reacciones para comprender la elaboración de algunos de nuestros síntomas, el punto de partida o la ignición en el organismo de la futura enfermedad. Si a partir de los estadios 1 o 2 se acrecienta la intensidad del estrés y perdura el problema, que sigue siendo irresoluble, se producirá una exacerbación de estas pequeñas reacciones que debemos conocer, con el fin de reconocerlas en forma de pródromos que apuntan directamente a ciertos órganos y desembocan en una enfermedad. Tomemos el ejemplo del órgano corazón, el cual, bajo el efecto de un miedo de estadio 2, provocará, bajo la acción del sistema simpático, una pequeña elevación del ritmo cardíaco, pero totalmente reversible. No obstante, si ese miedo se amplificara y se prolongara en el tiempo, y si se sintiera como algo que se convierte en un verdadero peligro sin solución (estrés estadio 4), lo que podría instalarse de modo duradero es una taquicardia paroxística. Hay un deslizamiento de la normalidad de una reacción fisiológica del corazón hacia un estado patológico.

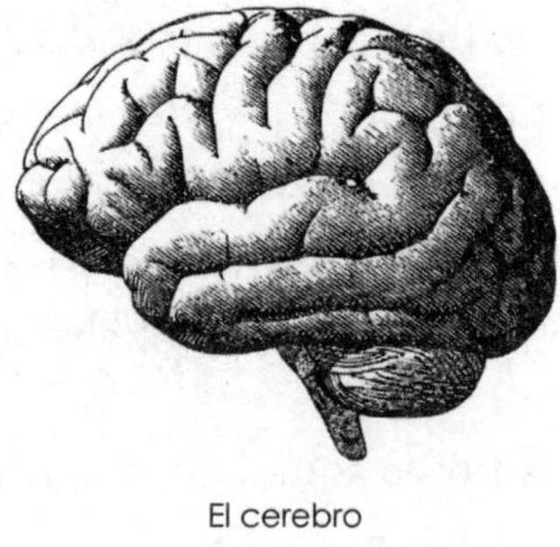

El cerebro

Actividad mental e intelectual: aumentada.
Ojo: dilatación de la pupila = midriasis.
Inhibe las secreciones lacrimales = ojo seco.
Cavidad bucal: inhibe las secreciones salivares: boca seca.
Fosas nasales: disminución de las secreciones de las mucosas nasales y serosas. Nariz seca y costrosa.
Piel y faneras: disminución de la transpiración y de la temperatura. Piel seca. Piloerección, pérdida de cabellos, trastornos tróficos de las uñas.

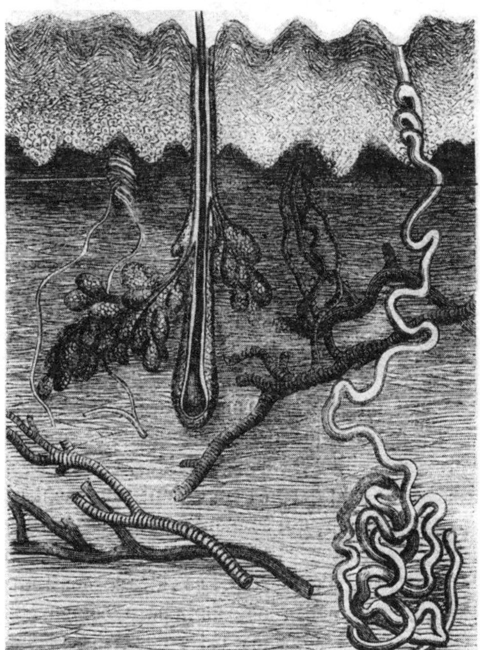

La piel

Pulmones: aumenta la dilatación bronquial e inhibe la secreción de mucus.
Corazón: arterias coronarias = vasodilatación.

Aumenta el ritmo cardíaco, aumenta el volumen y la potencia de las contracciones. Aumenta la presión arterial.

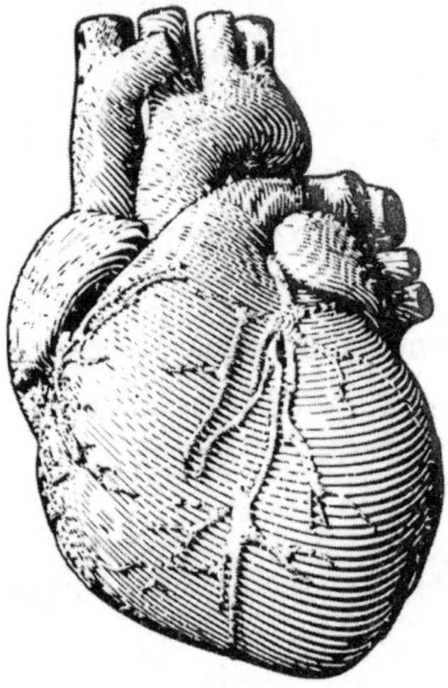

El corazón

Circulación arterial: cerebral, cutánea, profunda o de las mucosas = vasoconstricción.

Circulación arterial muscular = vasodilatación.

Circulación venosa: vasoconstricción.

Sangre: coagulación aumentada.

Glucemia aumentada.

Esófago: disminución del peristaltismo, de la tonicidad de los músculos lisos y de la secreción de las mucosas.

Estómago: disminución de la motilidad y de la tonicidad. Contracción de los esfínteres. Disminución de las secreciones estomacales (enzimas, ácido clorhídrico, jugos gástricos...).

Intestinos: paredes = disminución del peristaltismo y de la tonicidad de los músculos lisos.

Mucosas = inhibición de la producción de las secreciones (del mucus).

Esfínteres = aumento de la tonicidad.

Vesícula biliar: contrae el esfínter de Oddi.

Hígado: favorece la liberación de la glucosa.

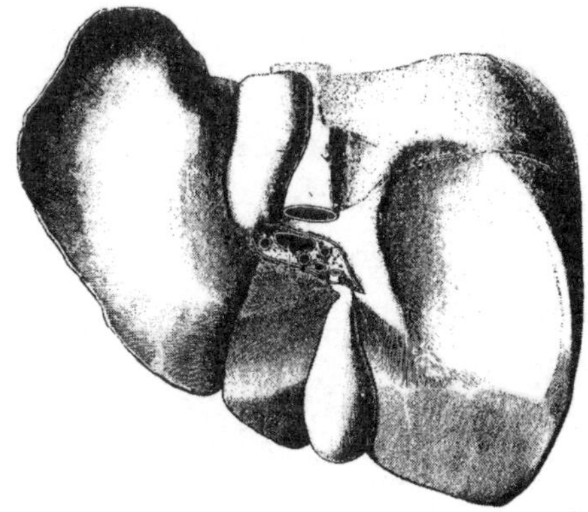

El hígado y la vesícula biliar

Páncreas: inhibición de la secreción endocrina de la insulina y de los jugos digestivos pancreáticos.

Bazo: aumenta la contracción del bazo favoreciendo la liberación de los hematíes.

Músculos estriados: aumenta la glucogenolisis y la fuerza contráctil muscular.

Reflejos osteotendinosos aumentados.

Tejido adiposo: libera los ácidos grasos.

Riñón: disminuye la diuresis (la secreción de orina).

Venas renales = vasoconstricción.

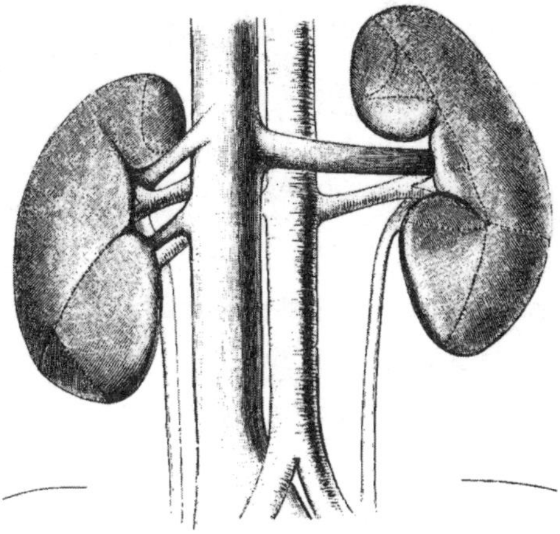

Los riñones

Vejiga: favorece la retención por relajación del cuerpo de la vejiga (el músculo detrusor) y contracción del esfínter (el trígono vesical).
Útero: tendencia a la dilatación en ausencia de embarazo; en presencia de embarazo, estimula la contracción.
Órganos sexuales: clítoris = orgasmo.
Vagina = orgasmo.
Pene = eyaculación, orgasmo.
Sistema endocrino: estimula la tiroides, activa la hipófisis anterior, estimula la médulosuprarrenal.
Metabolismo basal: favorece el catabolismo, activa la función celular, baja el índice de calcio, aumenta el índice de fósforo, así como la glucemia. Aumenta la función androgénica y estimula la función ergotrópica (gasto e intercambios de energía).
Mediador químico: la adrenalina.

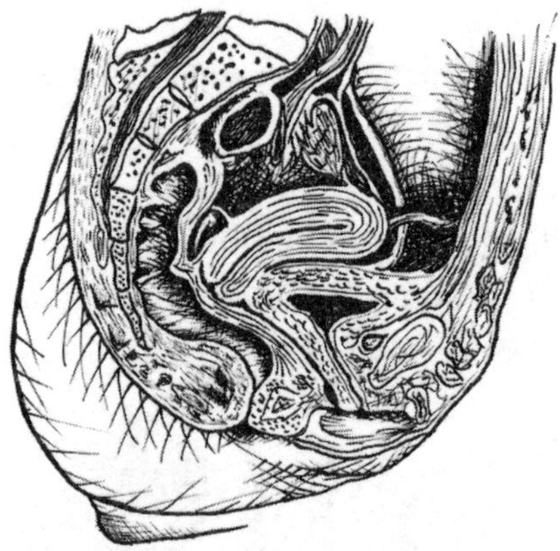

Los órganos sexuales femeninos

- C. Acción sobre los órganos de la estimulación del sistema parasimpático: (estadios 1 o 2)

En pocas palabras, esto es lo que se produce en caso de relajación con retorno a la normalidad:
Actividad mental e intelectual: disminuida, calmada, distante, regularizada.

Ojo: contracción de la pupila = miosis.

Estimula el músculo ciliar, acomodación de la visión cercana.

Cavidad bucal: gran aumento de las secreciones salivares. Boca húmeda.

Fosas nasales: aumento de las secreciones de las mucosas nasales y serosas. Rinitis.

Piel y faneras: aumento de las secreciones sudoríparas y sebáceas. Piel húmeda y manos húmedas. Erección del vello.

Pulmones: favorece la constricción bronquial y aumenta la secreción de mucus.

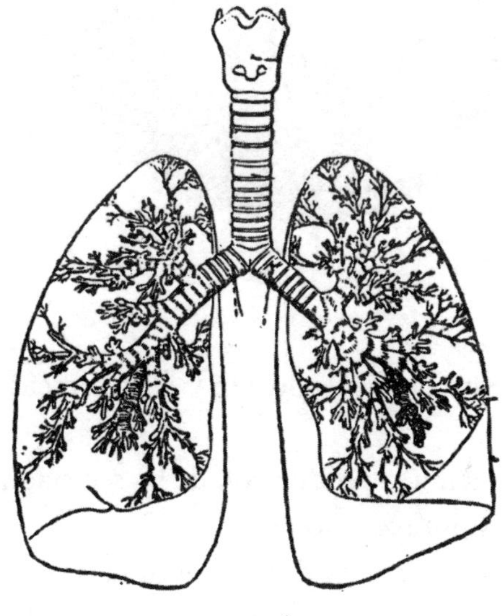

Los bronquios

Corazón: baja la tensión arterial.

Arterias coronarias = vasoconstricción.

Músculo cardíaco = disminuye el ritmo y la potencia de las contracciones.

Circulación arterial: cutánea y mucosa = vasodilatación.

Circulación venosa: vasodilatación.

Esófago: aumento del peristaltismo, de la tonicidad de los músculos lisos y de la secreción de las mucosas.

Estómago: aumento de la motilidad y de la tonicidad. Relajación de los esfínteres. Aumento de las secreciones estomacales (enzimas, acidez...).

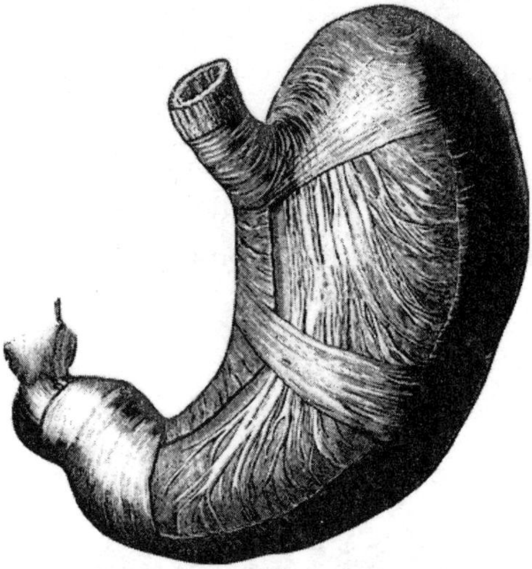

El estómago

Intestinos: aumento del peristaltismo y de la tonicidad de los músculos lisos.

Mucosas = aumenta la producción de las secreciones (del mucus).

Esfínteres = disminuye la tonicidad.

Vesícula biliar: abre el esfínter de Oddi, realiza la contracción de la VB.

Páncreas: activa los islotes de Langerhans y la producción de la insulina. Estimula la secreción de los jugos de las glándulas exocrinas de la digestión (amilasa, lipasa, tripsina...).

Bazo: nada.

Músculos estriados: nada.

Tejido adiposo: favorece la acumulación.

Vejiga: favorece la micción por excitación del detrusor y relajación del trígono vesical y del esfínter interno.

Útero: efecto mínimo sobre la contracción.

Órganos sexuales: realiza la erección en el hombre, y en la mujer la vasodilatación y la lubricación de la vagina.

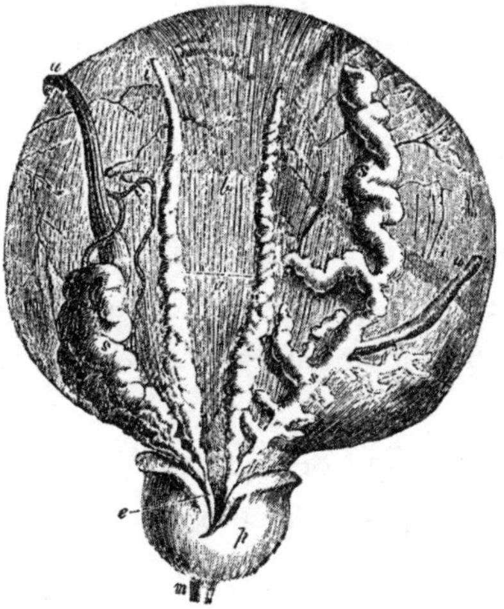

La vejiga

Sistema endocrino: activa las glándulas paratiroides, activa la hipófisis posterior, estimula los islotes de Langerhans del páncreas (insulina).
Metabolismo basal: inhibe la función celular, disminuye el índice de fósforo, aumenta el índice de calcio, baja la glucemia, favorece el anabolismo y la función estrogénica y estimula el sistema endofiláctico (nutrición, conservación y protección).
Mediador químico: la acetilcolina.

- D. Trastornos funcionales frecuentes según los principales sistemas orgánicos: (estadios 3 o 4)

3. Trastornos funcionales digestivos:
Úlcera de estómago, gastralgias, gastritis, náuseas, vómitos, dilatación estomacal, dificultades de digestión, epigastralgias.

Reflujo esofágico-gástrico, espasmos del esófago, trastornos de la deglución, disfagias.

Colopatías funcionales, colitis, trastornos del peristaltismo intestinal, estreñimiento o diarrea, trastornos de la defecación, aerocolia, diverticulosis, espasmos intestinales.

4. Trastornos funcionales respiratorios:
Dilatación de los bronquios, tos, taquipneas, enfisema, bronquitis crónica, asma.

Espasmos del diafragma.

5. Trastornos funcionales hepato-vesico-pancreáticos:
Diabetes, cólicos hepáticos, congestión del hígado, dificultad de digestión, atonía vesicular, migrañas, cervicalgias, ictericia del hígado.

6. Trastornos funcionales hormonales:
Insuficiencia tiroidea, hipertiroidismo, insuficiencia suprarrenal, insuficiencia hipofisiaria.

7. Trastornos funcionales psíquicos:
Angustia, ansiedad, estado depresivo, pesadillas, insomnios, astenia, trastornos de la memoria, retraso escolar, anorexia, bulimia, hipo- o hiperactividad intelectual, irritabilidad, agresividad, ira, somnolencia o hipersomnia.

8. Trastornos funcionales cardiovasculares:
Arritmias, palpitaciones, angina de pecho, taquicardia o bradicardia, dolor precordial, dorsalgias, dolores del hombro y del brazo izquierdo, neuralgias intercostales, acrocianosis, migrañas, hiper- o hipotensión, espasmos de los miembros propios de la vasoconstricción.

9. Trastornos funcionales metabólicos:
Adelgazamiento, obesidad, celulitis, retención hídrica, astenia muscular, tetania, espasmofilia.

10. Trastornos funcionales génito-urinarios:
Frigidez, impotencia, trastornos de la eyaculación, falta de lubricación vaginal, enuresis, cistalgias, congestiones pelvianas, trastornos vaginales, esterilidad, dismenorreas, amenorreas, dolores pélvicos, anuresis, polaquiuria, atonía uterina.

11. Trastornos funcionales ósteo-articulares y musculares:
Calambres, dolores musculares, tendinitis, debilidad muscular, parestesias, fatigabilidad muscular, algias articulares y vertebrales, hiper- o hipotonía muscular.

12. Trastornos funcionales ORL:
Sinusitis, rinitis alérgicas, rinitis hipertróficas, atresia esofágica, conjuntivitis, miosis, midriasis, trastornos de la acomodación visual, ojo seco, migrañas, cefaleas, acúfenos, vértigos, algias vasculares de la cara, otalgias.

13. Trastornos funcionales cutáneos:
Eccema, urticaria, psoriasis, picores, prurito, verrugas, trastornos de la sensibilidad (parestesias, disestesias).

E. Clasificación de los pródromos o de las principales reacciones prepatológicas ligadas al estrés

1. Psíquicas, psicológicas y emocionales:

Ansiedad, angustia, tristeza, repliegue sobre uno mismo.

Rumia mental (ideas obsesivas), recuerdos invasores.

Miedos múltiples (a un peligro inmediato, a la muerte...).

Hiperemotividad, descontento, exasperación, impaciencia, irritabilidad, susceptibilidad, ira.

Insomnios al querer conciliar el sueño, despertares nocturnos, sueños particulares ligados al estrés, pesadillas.

Trastornos de la concentración y de la atención, amnesias (pérdidas de memoria).

Fatiga psíquica o desinterés por todo lo que no esté ligado al problema.

Estado depresivo, sentirse digno de compasión, sentimiento de culpa, vergüenza.

Sentimiento de frustración por no poder garantizar o cumplir los propios compromisos.

Desmotivación, vacío emocional.

Duda de uno mismo, pesimismo, derrotismo.

Falta de discernimiento del pensamiento, confusión.

Ataque de pánico, impresión de romperse, de estar al límite de resistencia o sobrepasado por los acontecimientos.

Delirios, a veces neurosis múltiples.

Fobias inexplicadas, reacciones impulsivas desfasadas.

Puesta en marcha de mecanismos de defensa inconscientes (*véase* capítulo 1).

Reactivación de un estado psicótico latente.

Estrés en balanza.

Conjunción de varios tipos de estrés.

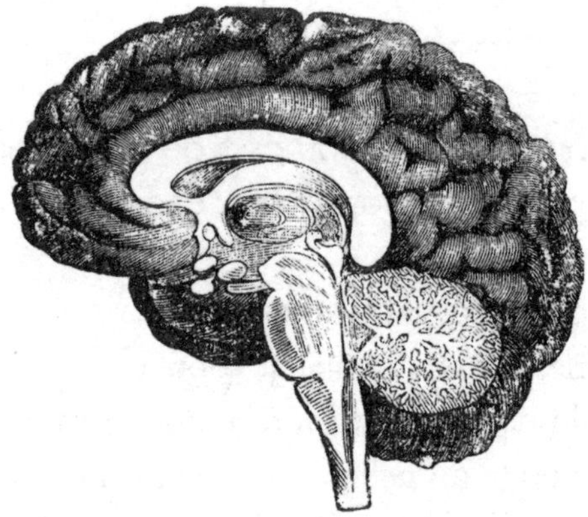

Corte interno del cerebro emocional

■ 2. Comportamentales:

Ataque, amenazas, golpes y heridas, destrucción, violación, crimen o tentativa.

Violencia hacia uno mismo: suicidio, comportamientos de riesgo, extenuación.

Gritos, ataques de furia, alaridos, insultos.

Postración, inhibición de la acción, indiferencia.

Rechazo del entorno, sobreactividad física o sexual, sobreactividad en el trabajo.

Victimización, reivindicaciones y procesos judiciales excesivos.

Comerse las uñas, morderse los labios, mover las piernas por impaciencia…

Acciones compulsivas o adictivas: alimentarias, tabaco, alcohol, drogas, medicinas, sexo, compras múltiples inútiles.

Absentismo laboral.

Accidentes por descuido: de tráfico, laborales, domésticos.

Errores que se producen con más frecuencia en las actividades habituales.

Escolaridad perturbada.

No cuidarse: ropa, aseo, peinado, afeitado…

Dejar la casa y la oficina o despacho en desorden, despersonalización.

Conflictos larvados frecuentes: en el trabajo o con los allegados, familia, amigos, cónyuges, vecinos, etc.

■ 3. Neurovegetativas:

Pérdida de apetito, pérdida del gusto (a veces también por las cosas).

Adelgazamiento, incluso anorexia.

Bulimia, incluso obesidad.

Déficit nutricional y de asimilación.

Dilatación de las pupilas.

Llanto, lloros frecuentes.

Trastornos o merma de la visión.

Nudo o cerrazón en la garganta, disfonía o afonía, boca seca.

Transpiración y cambio de temperatura del cuerpo, fiebre.

Inflamación, edema.

Manos frías.

Trastornos cutáneos múltiples.

Palpitaciones cardíacas, pulso acelerado.

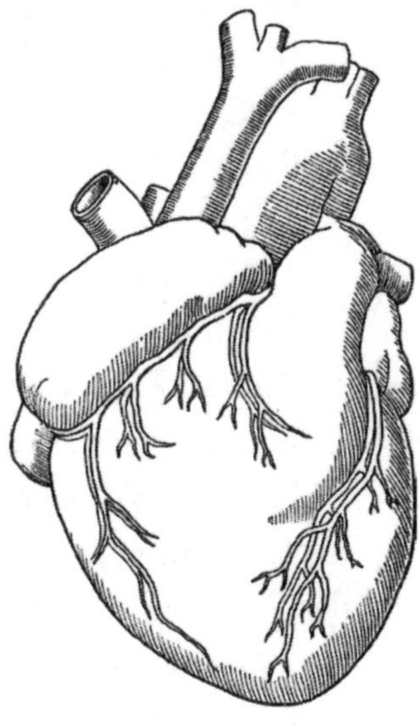

Las variaciones de los ritmos del corazón

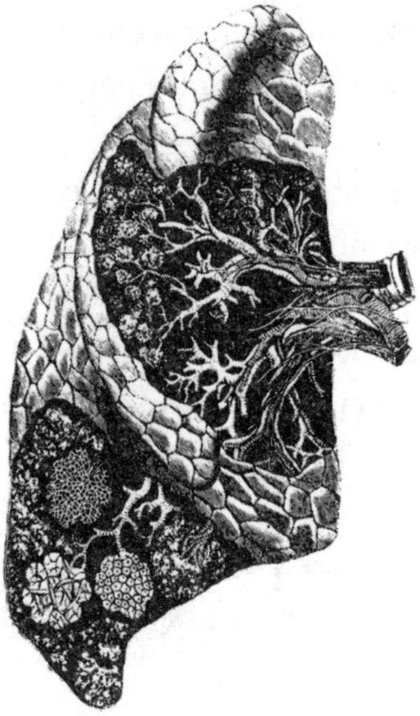

Los alvéolos pulmonares

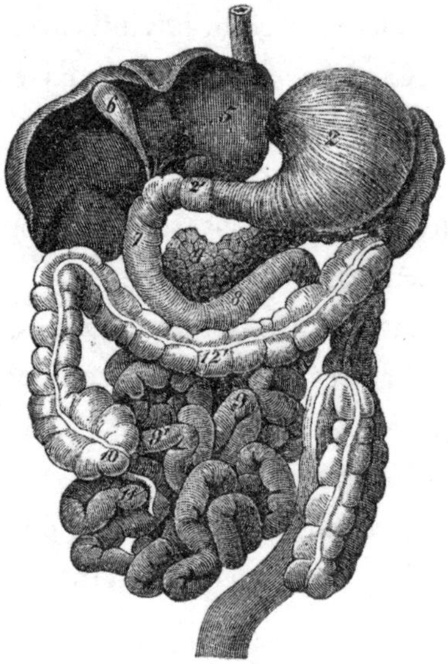

Los intestinos

Bajada de tensión arterial.

Constricción de los vasos arteriales.

Respiración alterada: disneas, apneas o taquipneas.

Propensión mayor a crisis de asma.

Ángor a veces, hipertensión arterial o hipertensión sistólica lábil.

Vértigos, acúfenos.

Pérdida de conocimiento, estado comatoso.

Estreñimiento o despeño diarreico o disentería, hemorroides.

Trastornos urinarios (pérdidas o retención).

Necrosis de las córtico-suprarrenales.

Riñones bloqueados o cólicos nefríticos.

Bajada del sistema inmunitario.

Liberación de hormonas del estrés en sangre (endorfinas).

Trastornos glandulares (tiroides, hipófisis, páncreas, hígado, gónadas...).

Trastornos sexuales (descenso de la libido).

Período de infertilidad.

Corte de la regla, síndrome premenstrual.

Exámenes biológicos modificados y alterados.

Estrés molecular oxidante.

■ 4. Físicas (neuromusculares y fasciales):

Dolores agudos o crónicos.

Tensiones musculares, rigidez, tendinitis.

Crisis de epilepsia, crisis de tetania.

Contracturas, calambres, desgarros musculares.

Radiculalgias (ciatalgias, neuralgias cérvicobraquiales...).

Bloqueos vertebrales, bloqueo del plexo solar.

Dolores ósteo-articulares, ligamentosos.

Crispación de las mandíbulas y del rostro.

Crisis nerviosas, tics, tocs, temblores, parestesias, parálisis fugaces.

Migrañas, cefaleas.

Fatiga, falta de dinamismo, síndrome de agotamiento.

Fibromas, quistes, tumores.

Aceleración del envejecimiento.

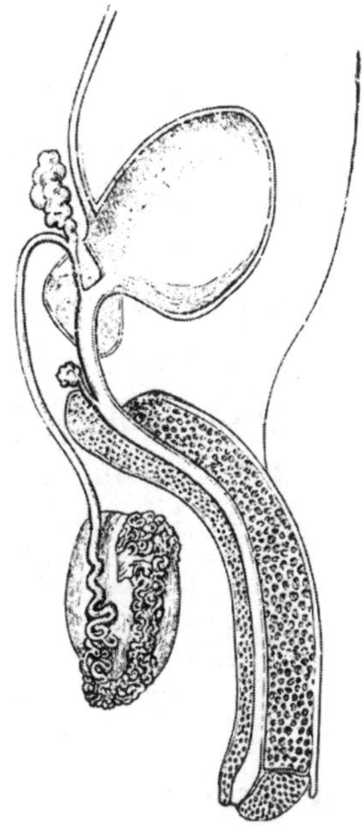

Los órganos sexuales masculinos

A esta lista se añaden los mensajes no verbales y los predicados:

■ 5. Mensajes no verbales y predicados:

Actitudes, gestos, andares, morfología, miradas, mímica, prendas de vestir, distancia o contacto, tono de la voz, flujo vocal, risas, llantos, suspiros, silencios, etc.

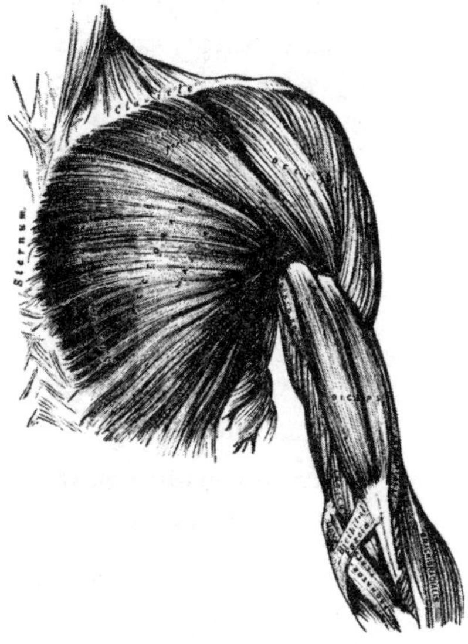

Los músculos del brazo

Predicados. Son palabras de carácter sensorial que nos dan información sobre los sistemas de representación y la manera de codificar su experiencia que tiene la persona. Las palabras, los verbos, los adjetivos y los adverbios nos arrojan luz sobre el modo que tiene de describir su experiencia vivida a partir de su *resentir* personal. Escuchando bien los predicados, podemos localizar su canal sensorial privilegiado. Poseemos cinco canales sensoriales principales que corresponden a nuestros cinco sentidos.

En el sujeto enfermo, los predicados, mediante la repetición y la elección de ciertas palabras, nos informan también de sus ansiogénicos, centrados en un órgano afectado o en una emoción oculta obsesiva. La palabra del otro es como un escáner de su cerebro del momento.

● F. Clasificación de las principales reacciones psicobiológicas a los diferentes tipos de estrés según su pertenencia a los 4 tejidos embriológicos y cita de algunas expresiones populares que se les corresponden:

Endodermo: dolores de vientre, «eso todavía no lo he digerido», náuseas, vómitos, «a ese nunca lo he podido tragar», transpiración excesiva, sonrojos desmesurados, pérdida de apetito, «aquello se me quedó en el estómago», adelgazamiento, micciones frecuentes, diarreas, bola en la garganta, palpitaciones cardíacas, respiración alterada, «escupir uno su veneno», insomnios, «nunca he podido recuperar el sueño», perturbación de la atención, de la concentración y de la memorización.

Mesodermo antiguo: forúnculos, «cada vez que me acuerdo de eso me salen ronchas».

Mesodermo nuevo: dolores musculares, calambres, «me quedé como clavado en el sitio», crispaciones de las mandíbulas, tensiones corporales, fatiga, «aquello me heló los huesos».

Ectodermo: ansiedad, angustia, «me quedé sin voz», «yo estaba paralizado de miedo», ira, «esto me parte el corazón», irritabilidad, «el miedo me cortó la respiración», inquietud, miedos, «no doy crédito a lo que estoy oyendo», nudo en el estómago, depresión, etc.

● G. Descripción de algunos pródromos más frecuentes

Como vimos anteriormente, nuestro cuerpo reacciona en su globalidad a las agresiones y realiza «el acto de emotividad». Gracias a esa reacción, nuestro cerebro recurre al conjunto de las funciones orgánicas, «a las que consultará», con un propósito de percepción-evaluación de la situación. Cada órgano, aparato o sistema orgánico, mediante su propia ingeniería, aportará su experticia al cerebro. Por ejemplo: el ojo, todo aquello que pertenece a lo visual; el oído, lo que pertenece a lo auditivo; la piel, lo que pertenece al tacto; los músculos, a todo lo que esté ligado a la acción que haya que realizar; el vientre, a la nutrición; el corazón y los pulmones, a lo vital inmediato, la nariz...

Así pues, en la respuesta universal de adaptación-supervivencia, nuestras reacciones emocionales viscerales, musculares y todas las demás nos permiten medir la importancia del problema planteado y, desde ya, buscar su solución.

Si nuestra imaginación y nuestros pensamientos pueden a veces hacernos soñar, nuestro cuerpo por su parte, mediante su lenguaje emocional, compuesto de secreciones, de tensiones, de palpitaciones y de reacciones viscerales, nos sumerge totalmente en la realidad del mundo.

■ Resumen de los pródromos

Son los más habituales, sin que estén todos necesariamente presentes en nuestras situaciones emocionales y conflictuales:

Ansiedad.

Rumia mental, rememoraciones conscientes o inconscientes de episodios de estrés similar del pasado.

Migrañas.

Duda de uno mismo.

Tristeza, estado depresivo ligado al tema conflictual.

Trastornos del sueño.

Pérdidas de memoria no frecuentes.

Tensiones musculares acrecentadas en la espalda, los trapecios y el cuello.

Calambres, agujetas, crispaciones.

Ira, agitación, dolores de cabeza.

Nudo en la garganta, timbre de la voz modificado.

Respiración alterada.

Plexo solar tenso.

Bajada de las defensas inmunitarias, repetidas infecciones microbianas y virales.

Trastornos digestivos, hinchazones, apetito modificado.

Modificación del ritmo cardíaco, molestia en el pecho, hipertensión arterial.

Fatiga.

Descenso del deseo sexual y de la libido.

Retraso de la regla o amenorrea.

Trastornos cutáneos, eccema, herpes, picores, caída del pelo, sudores, manos frías.

A esto se añaden los mensajes comportamentales, tales como: actitudes, gestos, andares, miradas, mímica, voz, sonrisas, llantos, suspiros, silencios.

Podremos observar también la morfología, la ropa que lleva la persona, el cuidado que presta al cabello, la distancia o la proximidad en el contacto.

Finalmente, escuchamos los predicados, es decir, el contenido del vocabulario, que nos da información sobre su estado anímico.

Noción de intensidad, de tiempo y de repetición de los mismos tipos de estrés

La intensidad puede estimarse en una escala de 0 a 10, siendo 0 igual a la ausencia total de estrés y 10 igual al estrés máximo totalmente insoportable.

La duración podrá medirse en días, semanas, meses o años.

Podrán figurar en la curva **los diferentes estreses de la misma naturaleza**, con el fin de indicar el número de repeticiones y la antigüedad del trastorno.

Noción de masa del conflicto:

La ecuación es la siguiente: M = I x T. La masa del conflicto (M) será igual a la intensidad del estrés (I) multiplicada por la duración del mismo estrés medida durante un tiempo (T).

Entonces, si tomamos la intensidad en una escala de 1 a 10 y la duración en días, por ejemplo (o semanas, meses o años), multiplicaremos la intensidad estimada según el paciente por la unidad de tiempo elegida, con el fin de obtener la masa conflictual actual y evaluar el grado de sufrimiento psíquico vivido y sentido.

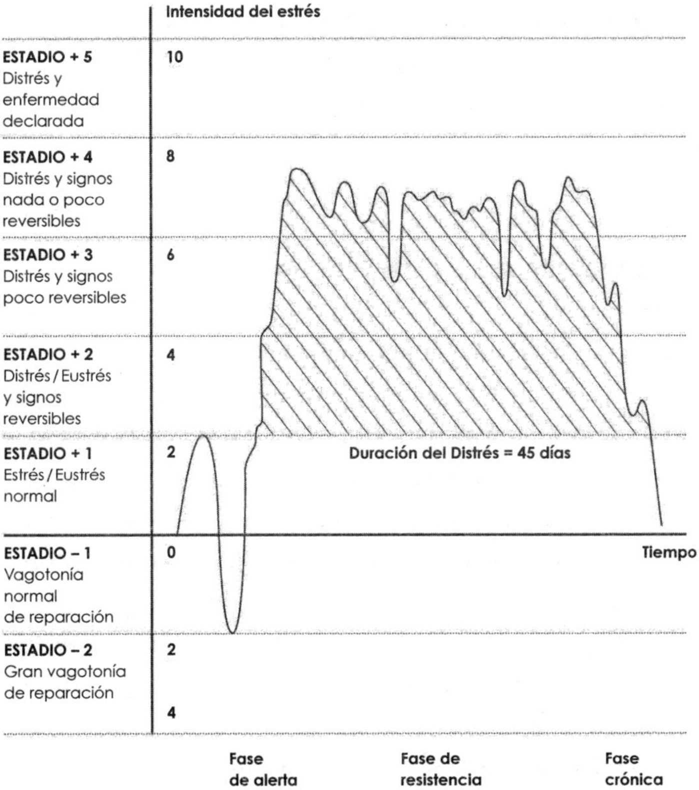

Estresograma y medición de la masa conflictual

ESTRESOGRAMA: ejemplo de medición de la masa conflictual

Si el sufrimiento conflictual es de una intensidad (I) de 7 (estadio 4) y la duración (T) de 45 días, entonces la masa conflictual (M) será:

7 x 45 = 315 unidades de estrés en ese día. Pero si consideramos que siempre hay un estrés fisiológico de base (estadio 1), y por consiguiente de intensidad 2, en la rejilla que va de 0 a 10 debemos retirar ese valor:

Así pues, 2 x 45 = 90 unidades que restamos de 315 = 225 unidades de sobreestrés para esa persona.

No obstante, podemos encontrarnos con varios modelos concretos después de un *choc* emocional:

1. la intensidad es muy fuerte pero la duración es muy corta;
2. la intensidad es mediana y la duración es mediana;
3. la intensidad es débil pero la duración es muy larga;
4. la intensidad es muy fuerte y la duración es muy larga;

Los pródromos o los signos clínicos serán, pues, proporcionales a la masa conflictual.

Plazos probables de aparición de los futuros

Síntomas o enfermedades (algunos ejemplos)

Es de observación corriente en clínica médica y en medicina psicosomática que ciertas enfermedades se declaran siempre pasado cierto «tiempo de incubación» subsiguiente a un gran *choc*. Este tiempo biológico es, a veces, curiosamente constante en ciertas afecciones.

Por ejemplo, en la ELA (Esclerosis Lateral Amiotrófica) ¡el plazo es de 6 meses exactos!

No obstante, las indicaciones siguientes en ningún caso son una certeza, sino simplemente el reflejo de constataciones realizadas durante nuestra experiencia profesional.

Plazos medios de aparición de un síntoma o de una enfermedad tras un gran *choc* emocional desencadenante (no se incluyen aquí las enfermedades crónicas consiguientes a una serie de brotes agudos y períodos de remisión, que a veces se prolongan durante varios años):

1. **Piel:**
   Eccema (de 2 a 6 semanas).

2. **Respiratorio:**
   Cáncer de bronquios (de 6 a 10 meses).
   Bronquitis (de 2 a 4 semanas).
   Gripe (1 semana).
   Catarro (unas horas).

3. **Digestivo:**
   Cáncer de esófago (de 4 a 6 meses).
   Úlcera de estómago o brote ulceroso (de 2 a 7 días).
   Cáncer de colon (de 6 meses a 1 año).
   Brote de rectocolitis hemorrágica, RCH (de unos días a 1 semana).
   Cáncer de recto (de 12 a 18 meses).

4. **Urinario:**
   Cáncer de vejiga (de 8 a 12 meses).

5. **Sexual femenino y ginecología:**
   Cáncer de ovario (de 6 a 12 meses).
   Cáncer de mama (de 12 a 18 meses).

6. **Sexual masculino y andrología:**
   Cáncer de testículo (de 4 a 6 meses).

7. **Cerebro y nervios:**
   Epilepsia (6 meses después del *choc*).
   Ataque de epilepsia (de 2 a 7 días).
   Esclerosis múltiple (de 8 a 12 meses).
   Brote de esclerosis múltiple (de 2 a 7 días).

8. **Huesos del esqueleto:**
Artiritis (días después, durante la fase de reparación del conflicto).
Artrosis (en fase de reparación del callo del cartílago).
Cáncer de huesos (6 a 12 meses).

9. **Músculos:**
Tendinitis (de 2 a 7 días).
Contractura rebelde (de 12 a 24 h). Ej: Tortícolis.
Fibromialgia o síndrome de agotamiento (de 6 a 8 meses después del *choc*).
Desgarro muscular (de 2 a 4 semanas después del *choc*).

10. **Corazón y vasos:**
Infarto de miocardio (pasados de 6 a 9 meses de conflicto activo permanente no resuelto, aparece en fase 3, llamada de agotamiento). O bien (de 4 a 8 semanas después de la fase de sanación o de resolución del conflicto).
Accidente vascular cerebral, AVC (de unas semanas a 3 meses).

11. **Inmunitario:**
Cáncer de ganglios (de 6 a 9 meses).

CAPÍTULO 3

La prevención mediante el conocimiento de la expresión simbólica del cuerpo

Para una justa lectura y comprensión de la localización de los síntomas

Generalidades

● A. ¿Qué entendemos por expresión simbólica del cuerpo?

Definamos lo primero el término 'simbólico' según C. G. Jung:

Una palabra o un objeto son simbólicos cuando implican algo más que su sentido evidente e inmediato. Esa palabra o ese objeto tienen un aspecto inconsciente más amplio, que nunca se define con precisión ni se explica plenamente. Por otro lado, nadie puede albergar la esperanza de hacerlo; cuando la mente emprende la exploración de un símbolo, se ve llevada a ideas que se sitúan más allá de lo que puede captar nuestra razón.

Daremos una explicación simbólica a cada uno de nuestros principales órganos, sin pretender que sea la única o la mejor, sino solamente la más comúnmente admitida.

Vemos que el símbolo es ambiguo, porque designa a la vez los signos que describen la cosa y las ideas que esta contiene; por ejemplo, el corazón representa el miocardio y la idea de amar. Si bien el símbolo es más de lo que designa, la cosa, que es una de sus componentes, está siempre en el lado de acá. Tomemos por ejemplo «el estómago», que biológicamente permite la digestión de los alimentos y simbólicamente se menciona para aludir a que vivimos una situación indigesta, pesada o que no tragamos. Todos conocemos la expresión: «Lo que me dijiste se me quedó en el estómago».

Por su parte, nuestro cuerpo es más claro de definir en tanto en cuanto objeto de observación: está constituido por cerca de 200 tejidos diferentes. Está compuesto por numerosísimos órganos que, a su vez, cuando tienen funciones semejantes o convergentes, se reparten en sistemas o aparatos, y esto nos permite diferenciarlos mejor. Tomemos unos cuantos ejemplos: poseemos más de 600 músculos, más de 200 huesos; nuestros pulmones, con sus miles de alvéolos, trasiegan cerca de 15 000 litros de aire al día; nuestros riñones filtran 1 700 litros de sangre al día; nuestro corazón efectúa cerca de 100 000 latidos al día; nuestras células mueren y se renuevan a razón de 200 000 millones de células al día.

Una persona que pese 50 kilos poseería cerca de 50 000 billones de células, o sea 1 000 billones por kilo.

El genoma humano está compuesto entre 20 000 y 25 000 genes por célula. Cada célula viva está compuesta por 23 pares de cromosomas que forman una cadena compacta, el ADN. Cada par posee un cromosoma de origen paterno y un cromosoma de origen materno. La función de cada uno de estos cromosomas depende, a su vez, de varios cientos o miles de genes específicos (según Francis Crick y James Watson, premio Nobel de Fisiología y de Medicina en 1962). Detenemos aquí esta descripción, que puede encontrarse en cualquier buen libro de anatomía o de biología, para decir que cada uno de estos tejidos u órganos trabaja con una precisión increíble para sí mismo y, al mismo tiempo, para el todo. Las células de la mano se renuevan para *hacer mano* y al mismo tiempo para que todo el cuerpo pueda tocar, asir, trabajar. Ídem para las células del ojo, que *hacen ojo*, pero también sirven para que el cuerpo pueda ver.

Lo que queremos demostrar o redescubrir aquí abajo es que cada tejido u órgano parece dotado de cierta «consciencia, incluso inteligencia» que le es propia. Esto es la **psicobiología** de los órganos.

■ 1. Simbolismo y evolución

Remontándonos hasta muy atrás en el tiempo de la evolución, cada célula, en su función primitiva y animal, y más tarde cada tejido u órgano tuvieron que responder inicialmente a las exigencias de su vida terrestre. Y ello, dado que su misión era la de asegurar su propia supervivencia en su ecosistema del momento, pero también la supervivencia del todo, es decir de los demás órganos del cuerpo, de los que cada uno dependía por una comunidad de intereses recíprocos. Además, recordemos aquí que nuestra embriología nos permite tomar conciencia de nuestro cercanísimo parentesco con las demás especies animales. En efecto, en nuestro período embrionario, fetal, recorremos en unas semanas la evolución completa. Por eso mismo nos enseña la medicina que nuestros órganos están compuestos por tejidos que provienen de tres capas embriológicas diferentes:

El endodermo genera las células epiteliales en el tubo digestivo, en el hígado, en el páncreas, en la vejiga, en las amígdalas, en la faringe, en la laringe, en la tráquea, en los pulmones, en las glándulas tiroides y paratiroides, en la trompa de Eustaquio y en el tímpano. Estos órganos aseguran nuestra supervivencia.

El mesodermo genera todo el aparato locomotor; músculos estriados, huesos, dermis y tejido conjuntivo, la dentina, el aparato urogenital; las gónadas, canales y glándulas, el aparato cardiovascular, las células sanguíneas, el sistema linfático y los linfocitos, el bazo, el córtex suprarrenal, los músculos lisos de las vísceras, el tejido conjuntivo visceral, y finalmente las membranas serosas del pericardio, de la pleura y del peritoneo. Lo que prima aquí es sobre todo lo relativo a la motricidad, la acción sobre el entorno y el desplazamiento.

El ectodermo tiene una función de relación, de comunicación y de consciencia. Genera el sistema nervioso central, los nervios sensitivos craneales y raquídeos, la retina, la epífisis y el lóbulo posterior de la hipófisis, la epidermis de la piel, las uñas, el pelo y el vello, los canales de los senos, las glándulas médulo-suprarrenales, los ganglios y los nervios simpáticos. El mamífero vertebrado que éramos hace varias decenas de millones de años mutó progresivamente para dotarse de un cerebro cada vez más voluminoso encaminado hacia el logro progresivo de más consciencia. El ser humano está en marcha hacia la civilización constantemente en devenir.

En este recorrido, cada órgano ligado al cerebro grande estará en interacción con él, a través de un pequeño foco de neuronas que lo controla. Esta «caja de fusibles» puede compararse a «un pequeño cerebro», el cual, añadido a los otros miles, compondrá el cerebro grande.

¿Cómo podríamos explicar de otro modo el lenguaje del cuerpo y las somatizaciones que apuntan electivamente a ciertos tejidos u órganos?

■ 2. Simbolismo y cerebro

Soñemos un poco e imaginemos que nuestro cerebro grande está, de hecho, constituido por una multitud de pequeños cerebros ligados entre sí mediante ramificaciones neuronales bien entrenadas. Cada pequeña unidad cerebral correspondería, por ejemplo, a un tejido, a una articulación, un músculo, un nervio, un vaso... Después, por razones funcionales y andando el tiempo, algunos actuarían juntos para dar sentido y vida a un órgano, a un miembro o a un sistema orgánico más completo.

Nuestro cerebro parecería estar, dijéramos, parcelado en una multitud de pequeños cerebros. Habría mandos independientes, sectorizados, y mandos más globales para garantizar que se realicen, por ejemplo, la digestión o la marcha. Todo ello, por supuesto, bajo la tutela del cerebro grande, pero pudiendo, sin embargo, cada uno expresarse aisladamente.

Pues esto es lo que observamos en el lenguaje de los gestos y de las actitudes (lo más antiguo que existe en el hombre e incluso en el animal), lenguaje en el cual cada parte del cuerpo parece decir una palabra. Palabra que se combina con las demás palabras de las otras partes del cuerpo, formando juntas una frase inteligible. Para convencernos de esto, bastaría con recordar el inmenso éxito que tuvo el cine mudo a principios del siglo pasado.

Esta representación de cada parte del cuerpo en el cerebro se ha cartografiado y se encuentra con facilidad en el oído externo. Aconsejo ver los trabajos innovadores sobre esta nueva medicina de los investigadores que son el Dr. Paul Nogier, quien publicó su primer libo en 1969 sobre este tema, *Traité d'Auriculothérapie* en las Ediciones Maisonneuve, y el Dr. J. R. Bourdiol, quien publicó *Éléments d'Auriculothérapie* en las Ediciones Maisonneuve en 1980.[18] Ambos fueron a la vez inventores, profesionales de la salud, profesores y escritores. En el pabellón de la oreja aparecen representados con gran exactitud, uno a uno, todos los órganos y todas las funciones de nuestro cuerpo. Cuando un órgano del cuerpo está aquejado de alguna dolencia, el punto que le corresponde en la oreja se vuelve más sensible. Podemos identificarlo con una simple presión realizada con ayuda de la punta de un lápiz o con un pequeño detector eléctrico. Este punto podrá utilizarse a partir de ese momento para aliviar el dolor de ese órgano, en asociación con los demás puntos o zonas detectados en la oreja y relacionados con la dolencia que sea.

---

18. Respectivamente: *Tratado de auriculoterapia* y *Elementos de auriculoterapia. (N. de la T.)*

■ 3. Las zonas reflejas del cuerpo, reflejo de nuestro cerebro

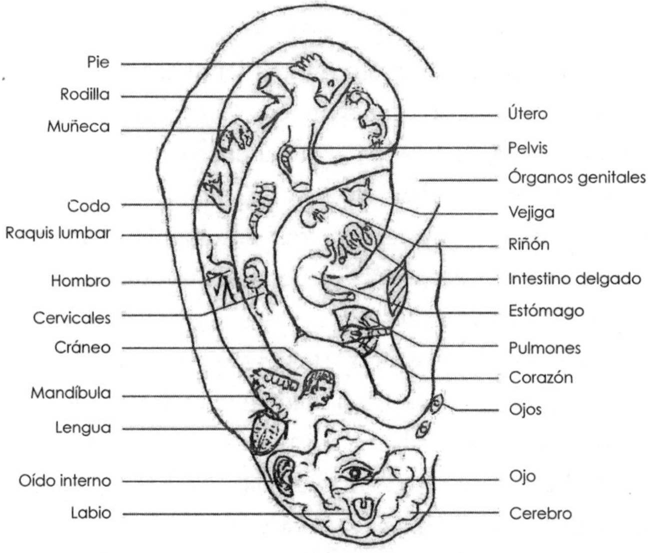

La proyección de los órganos en el pabellón auditivo

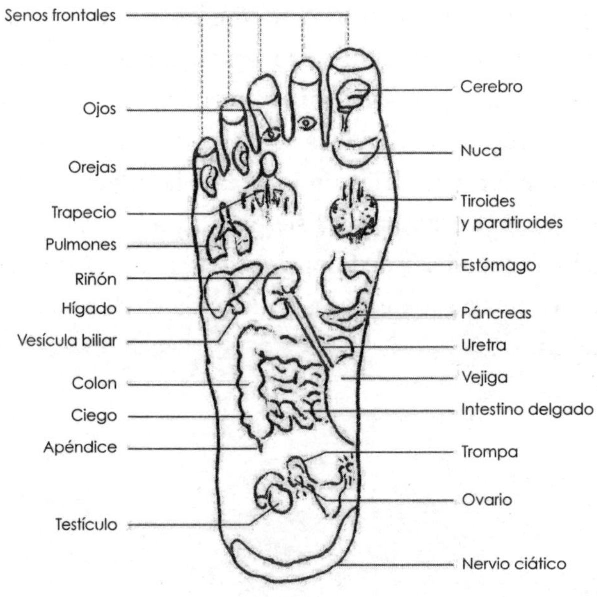

La reflexología plantar

La reflexología plantar nace del mismo principio. Permite actuar mediante masajes aplicados en ciertas zonas del pie conectadas con los órganos, siempre por intermediación del cerebro grande. La medicina china ya había descubierto esto hace más de 4 000 años a través de la acupuntura, utilizando centenares de puntos comunicados por meridianos. Los chinos ya habían establecido la conexión entre el hígado y la ira, el riñón y el miedo, el corazón y el amor, etc.

Deseo también mencionar aquí el excelente libro de Pierre Weil y Roland Tompakow, titulado *Notre corps parle: le langage silencieux de la communication non verbale*,[19] Ediciones Le courrier du livre. Es el fruto de la colaboración entre un psicólogo y un artista de talento, siendo ambos a la vez escritores y educadores. En el lenguaje del cuerpo, el cuerpo habla sin decir una palabra, y ese es un lenguaje que no miente. Esas páginas, ricamente ilustradas y documentadas, permiten dar una nueva dimensión a nuestra comunicación personal y una mejor comprensión de los demás.

La neurología hace ya mucho que identificó correspondencias precisas entre un órgano y un área sensitiva o motriz del cerebro. Esto quedó representado particularmente en el homúnculo sensitivo y motor. G. Morin lo describe como «con el extraño aspecto de una especie de gnomo de cabeza gruesa, de tronco endeble y dotado de una enorme mano con un pulgar monstruoso» (véase el *Traité de Neurologie* de André DELMAS, *Voies et centres nerveux*. Ed. Maloine).[20]

A día de hoy, la medicina nuclear permite identificar, con ayuda de una cámara térmica, las zonas del cerebro que se activan cuando la persona habla o piensa.

¿Qué enseñanza podemos extraer aquí de esto?

---

19. *Nuestro cuerpo habla: el lenguaje silencioso de la comunicación no verbal. (N. de la T.)*
20. *Vías y centros nerviosos*, André Delmas. Ed. Castellana, en Elsevier-Masson, 1972-1985-2003. *(N. de la T.)*

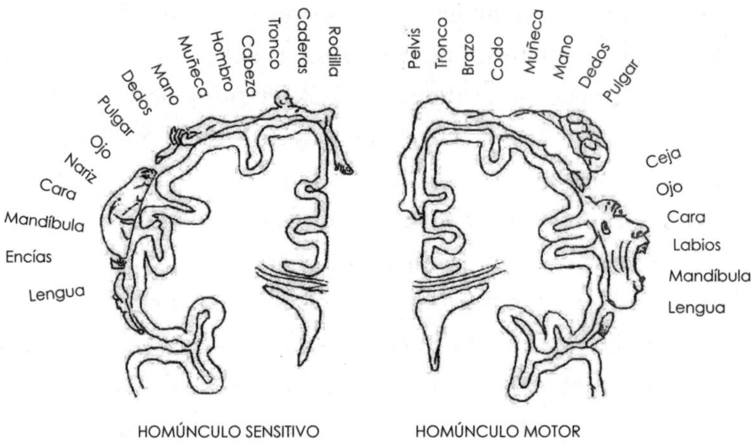

Representación cortical de las diferentes partes del cuerpo en corte frontal del cerebro (según Penfield y Rasmussen)

En cada situación nueva o conflictiva, todo transcurre como si nuestro cerebro grande solicitara la experticia de «las pequeñas centrales de mando», que son las más habilitadas para estudiar el problema. Esta es la fase de reflexión. No obstante, el cuidado de resolver materialmente el conflicto se les reserva a «una pequeña unidad cerebro-de-órgano» o a un pequeño número «de unidades cerebro-de-órgano». Esta es la fase de acción. Ahora bien, observamos que, en las situaciones de estrés imposibles de manejar, es en efecto en «esta unidad cerebral», sobre todo, donde se expresarán el síntoma o la enfermedad.

En resumen: los que resultarán trastornados, afectados o enfermos serán los órganos hacia los que se apunta, que son los encargados de colmar real o simbólicamente nuestras necesidades, deseos o frustraciones.

Así pues, cada parte del cuerpo «habla», silenciosa o ruidosamente, y eso es lo que vamos a descubrir ahora a través de la simbología del cuerpo.

Como recordatorio, señalemos una vez más que disponemos de un organismo que, desde hace varios millones de años, presenta poco más o menos la misma estructura. Nuestra anatomía y nuestra fisiología se han movido muy poco, dado que están fijadas por nuestro código genético con el fin de que sigamos siendo lo que somos, es decir, que no nos salgan de pronto dos cabezas, cuatro brazos, etc.

Debido a esto, cada parte del cuerpo parece haber conservado una funcionalidad que le es propia, coronada por una inteligencia específica de su estructura y de su función. Este grupo de tejidos o de órganos, compuesto de células, es, digamos, «pilotado» por un pequeño conjunto de neuronas alojadas en algún lugar del cerebro grande. Esta «manera de pensar» que tiene cada tejido u órgano nos interesa aquí en el más alto grado. Cada una de estas unidades parece estar dotada de un «pensamiento-orgánico original» que, por intermediación del cerebro, se comunica con los demás.

◆ *Esquema representativo de una situación estresante que ilustra las respuestas del cerebro y del cuerpo:*

Mediante percepción – creencia – *resentir* – evaluación – tensión – y órgano al que se apunta para la acción o la inhibición de la acción…

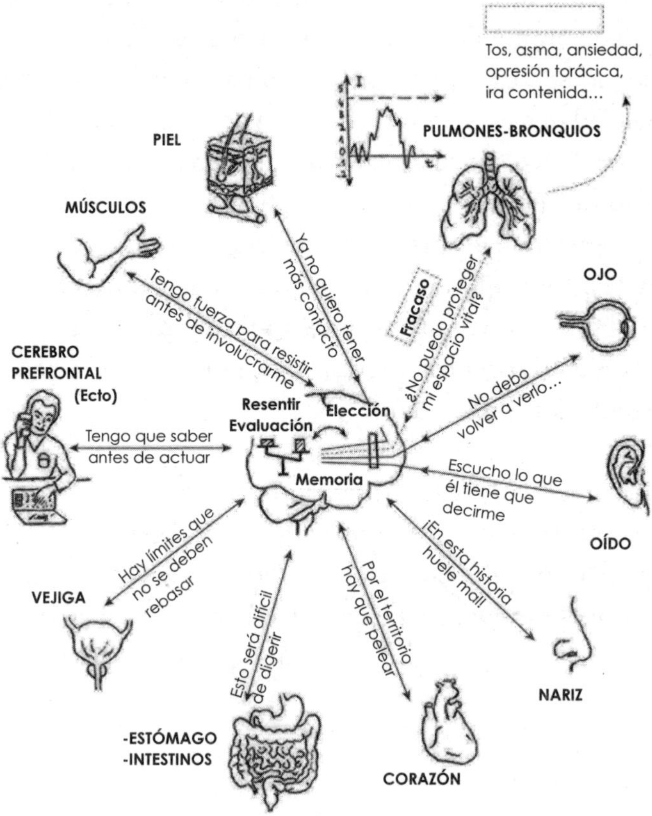

Situación estresante y respuesta del cerebro y del cuerpo mediante Percepción – Resentir – Evaluación – Tensión – Órgano al que se apunta para la acción o la inhibición de la acción

◆ *Cada unidad pequeña le aporta al cerebro grande al menos 4 cosas:*

1. Su experticia en su ámbito de predilección (de destrezas, de experiencias, de aprendizajes, de memoria selectiva, etc.).
2. Se comunica con los demás centros similares para sincronizarse con ellos, por vía nerviosa, vía sanguínea y hormonal o por circuitos energéticos que pertenecen al ámbito de la física cuántica.
3. Hace que se realice la acción que a ella se le pide, y que la realice el órgano que ella controla si ese órgano es más indicado que los demás para hacerlo.

4. En caso de gran estrés inmanejable, puede somatizar esas tensiones. Ejemplo: cada vez que, en un clima de gran peligro, su función se vea desbordada de requerimientos para colmar una carencia, o si se viera impedida para realizarla durante demasiado tiempo. Al somatizar, le ahorrará ese doloroso cuidado al resto del cuerpo. Si fuera ese el caso, sacará un programa especial que hará mutar parcialmente el ADN del órgano que ella controla, con el fin de que se desarrolle la enfermedad como respuesta adaptativa durante cierto tiempo, y luego, en caso de curación, hará mutar el ADN en sentido inverso. El Profesor Bruce H. Lipton nos dice en su libro *La biologie des croyances*, publicado en ediciones Ariane: «En cada una de nuestras células hay genes cuya función es reescribir y adaptar los genes según las necesidades».

Las mutaciones del ADN, entonces, no serían aleatorias, sino que estarían completamente ligadas a los diferentes tipos de estrés del entorno. No obstante, la percepción y el *resentir* que tenemos nosotros de ese entorno priman sobre la realidad de este, y de ello se desprende nuestra reacción biológica. Lipton resume así su pensamiento: «Nuestras creencias actúan como filtro entre nuestra genética y nuestro entorno».

Las investigaciones actuales sobre epigenética comportamental van totalmente en ese sentido. El Profesor Joël de Rosnay, en su libro *La symphonie du vivant et comment l'épigénétique va changer votre vie*, publicado en Ediciones Les liens qui libèrent, nos dice que solamente un 2 % de nuestro ADN representa el espacio de almacenaje de la información genética que constituye nuestro genoma. El otro 98 %, carente de codificación y llamado desde hace tiempo *el* ADN *basura* interviene, de hecho, para codificar y por consiguiente escribir aquello que marca nuestra psique, nuestras alegrías, nuestras penas, nuestros miedos, nuestros comportamientos y nuestros modos de vida. Este ADN permite una adaptación mejor enfocada para asegurar nuestra protección y nuestra supervivencia. El autor, refiriéndose a los trabajos de Henri Atlan y citando su obra *La fin du tout génétique*, INRA Ediciones, 1999, nos dice:

Los seres vivos disponen así de un potencial real de acción sobre su genoma. Sus actos tienen consecuencias, porque pueden activar unos genes y dejar a otros en suspensión. Y esto es lo que estudia la epigenética: los mecanismos de activación o de inhibición de los genes, la modulación de su expresión realizada por los comportamientos o el entorno. Estas modificaciones son reversibles…

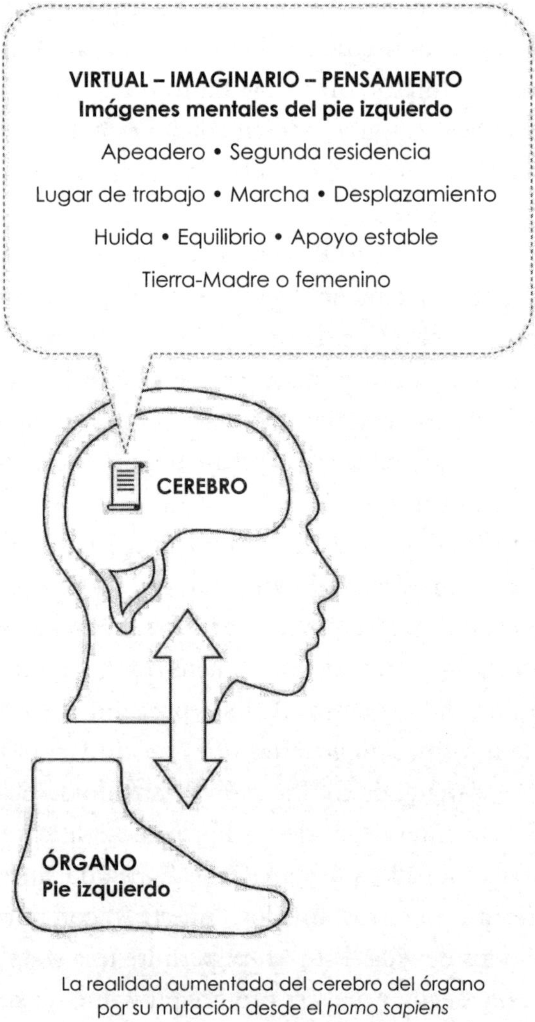

La realidad aumentada del cerebro del órgano por su mutación desde el *homo sapiens*

Nuestro cuerpo es como un libro cuyas frases estuvieran hechas con pictogramas diferentes (como en la escritura china), procedentes de la singularidad de cada órgano o tejido. Debido a esto, el cerebro utilizaría ese lenguaje para interpretar el mundo que le rodea o actuar sobre él.

Cada minicentral de mando aportaría un pensamiento, un *resentir* y unos recursos que le son propios según las funciones, la anatomía, la química y la fisiología del tejido o del órgano del que ella es «el primer cerebro». Recogida la riqueza de todas estas informaciones, el cerebro grande, y por consiguiente el cuerpo, podrá expresarse con gestos, mímicas, actitudes, emociones, miradas, signos, acciones, actos fallidos, lapsus, palabras, enfermedades. Articulándose todo para constituir en la vida cotidiana lo que llamaremos comúnmente «el lenguaje simbólico del cuerpo».

● B. Veamos, lo primero, algunas grandes reglas para la lectura simbólica del cuerpo

En principio estamos todos lateralizados, es decir, tenemos un lado predominante para escribir o actuar con habilidad. Para un hombre diestro o una mujer diestra, de manera general, las correspondencias del cuerpo serán las siguientes:

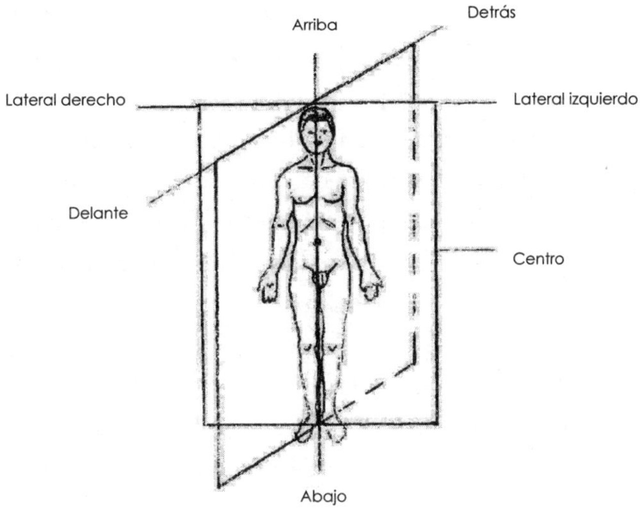

Los ejes y los diferentes planos del cuerpo en el espacio

El lado derecho: lo masculino, la acción (el brazo derecho sostiene la espada), la implicación con el mundo exterior, el hecho de dar, lo afectivo en relación con la familia o con los demás.

El lado izquierdo: lo femenino, el hecho de recibir (lado del corazón), lo afectivo en relación con el hijo, la implicación en relación con uno mismo, el peligro (el brazo izquierdo lleva el escudo).

La parte alta: los hombros, los brazos, los antebrazos y las manos para lo funcional, la acción, la cabeza que da órdenes. También es el hombre, el padre, el sol, el fuego, el cielo, el paraíso, lo divino.

La parte baja: los pies, las piernas, los muslos, la pelvis, los órganos genitales para lo relacional, la comunicación. Es también la mujer, la madre, el agua, la tierra nutricia, la vida.

El centro: entre lo alto y lo bajo, el vientre, las vísceras digestivas, el aparato urinario, más arriba el corazón y los pulmones. Es lo vital, la comunicación entre el arriba y el abajo, es el sector emocional.

El delante: está más bien en relación con el futuro.

El detrás: en relación con el pasado.

Lo lateral: más bien en relación con el presente.

La lectura simbólica del cuerpo nos permite establecer la relación entre un órgano o tejido (con su función, su anatomía, su fisiología...) y lo que representa para la persona. A esto se añade su función psicológica y simbólica desde que el hombre salió de su animalidad mediante la consciencia y su creatividad. *Ahí podremos «leer» y descubrir la transposición psicológica de la función orgánica primitiva.*

En resumen, la lectura simbólica del cuerpo nos lleva a desvelar y desencriptar el lenguaje del ser arcaico que vive en nosotros y que tiene varios millones de años. Las enfermedades siempre las hacemos en nuestra animalidad. Es en esa animalidad (memoria de la evolución) donde la enfermedad tiene un sentido.

■ 1. La lectura se hará según «las claves» siguientes:

El papel del órgano: su función en el cuerpo (individual y colectivo), su importancia, para qué sirve, su acción (ej.: la vejiga sirve individualmente para recoger y luego evacuar la orina, pero sirve colectivamente para purificar todo el cuerpo).

La anatomía del órgano: su forma, su densidad, su estructura profunda, su color, sus dimensiones, sus relaciones con sus vecinos inmediatos, sus particularidades.

La biología del órgano: su composición celular, su función química, sus secreciones, su origen embriológico, etc.

La fisiología del órgano: ¿qué fabrica, cómo funcionan las cosas para él y con los demás, cómo se comunica neurológica y hormonalmente con el cerebro o con los órganos vecinos?

● C. Los principales grupos de tejidos del cuerpo humano

■ Distinguimos varios tipos de tejidos fisiológicos:

a. **Los tejidos epiteliales**, que son agrupamientos de células. Se han especializado de maneras diferentes. Reposan siempre sobre un tejido conjuntivo, del que reciben los nutrientes por difusión a través de una membrana intermedia llamada basal. Su lenguaje simbólico estará también, por consiguiente, en función de su papel, de su biología y de su fisiología, teniendo en cuenta las particularidades de los órganos a los que recubren.

   El epitelio glandular libera secreciones (ej.: glándulas sudoríparas, células glandulares de las mucosas del colon).

   El epitelio de absorción se encuentra sobre todo en el intestino y sirve para la absorción de los nutrientes contenidos en el bolo alimenticio.

   El epitelio sensorial, como, por ejemplo, los bastoncillos y los conos de la retina del ojo, transforman los rayos luminosos que reciben en un influjo nervioso que se transmite al cerebro.

   El epitelio de protección y de revestimiento recubre las superficies interiores y exteriores del cuerpo (ej.: la piel superficial, la mucosa de la cavidad bucal, la mucosa de las vías urinarias y de la vejiga).

   El epitelio de transporte, como los cilios vibrátiles que recubren las vías respiratorias de los bronquios.

b. Los tejidos musculares representan una forma contráctil de los tejidos. Permiten mover partes del cuerpo o desplazar sustancias por el interior del organismo. Su tamaño varía según su función y constituyen el 43 % del peso neto del cuerpo.

Las fibras musculares lisas actúan bajo la acción del sistema nervioso vegetativo. Realizan, pues, una acción involuntaria de contracciones y distensiones en los órganos internos (vejiga, estómago, intestinos).

Las fibras musculares estriadas, enganchadas a los huesos del esqueleto, garantizan al cuerpo la movilidad, la estabilidad y la fuerza.

Las fibras musculares estriadas cardíacas permiten la acción de bombeo del volumen sanguíneo del corazón bajo el control del sistema nervioso autónomo.

c. Los tejidos conjuntivos y de sostén participan en la forma y en la sujeción del cuerpo. Pueden ser laxos, densos o reticulares, adiposos, cartilaginosos y óseos. Las células de los tejidos conjuntivos y de sostén están más espaciadas entre sí que las células de otros tejidos. Las fibras elásticas del tejido conjuntivo darán una gran elasticidad a las arterias, a los pulmones y a la piel.

d. El tejido óseo forma el armazón rígido y sólido de los miembros; mediante las vértebras y las costillas da al tronco su movilidad y su fuerza; mediante el cráneo y los huesos de la cara, protege el cerebro y los órganos de los sentidos. En conjunción con los músculos, facilita el movimiento.

El tejido conjuntivo laxo con base de colágeno rellena todos los espacios que quedan entre los órganos y forma redes de sostén y de enlace entre los tejidos. Acompaña a los vasos y los nervios, y sirve de capa de deslizamiento y de depósito de agua.

e. Los tejidos adiposos son una forma particular del tejido conjuntivo. Cada una de sus células circunscribe, para su almacenamiento, una vesícula de grasa neutra. En estas células adiposas se encuentra la casi totalidad de las reservas de energía del cuerpo.

Recordemos que cada tejido, igual que un ser vivo, tiene también su inteligencia, su identidad propia, aunque sea dependiente y esté imbricado con el resto del cuerpo. Debido a este hecho, el cerebro grande podrá implicarlo, sea cual sea su tamaño, en un conflicto a veces imposible de manejar. Al ser el que está en mejor posición para realizar la acción deseada, ese tejido deberá, si es el caso, cargar él solo con el síntoma. Ejemplo, la ulceración localizada del tejido conjuntivo de una arteria del cerebro puede acarrear un aneurisma y, a resultas de una fuerte subida de tensión, provocar un AVC (Accidente Cerebro Vascular).

f. Los tejidos nerviosos

El sistema nervioso central comprende: el cerebro, el cerebelo, el bulbo raquídeo y la médula espinal, las neuronas y las células gliales.

El sistema nervioso periférico: los nervios raquídeos y todos los demás nervios y células nerviosas.

El sistema nervioso voluntario, motor y sensitivo, comprende los nervios de los miembros superiores e inferiores, los nervios del tórax en relación con todo el aparato locomotor.

El sistema nervioso vegetativo o autónomo; con los nervios ortosimpáticos procedentes del raquis y parasimpáticos procedentes del cráneo (nervios craneales) y del sacro.

● D. Modo de lectura simbólica de los tejidos y de los órganos del cuerpo para comprender la causa y el sentido de las afecciones y enfermedades

Os recuerdo que esta lectura se realiza y es válida para todos los modos de ideación: real físico y biológico, virtual e inmaterial, imaginario, simbólico, etc.

Regla: las causas del malestar, de la indisposición, del sufrimiento, del síntoma o de la enfermedad podrán «leerse» o deducirse atribuyen-

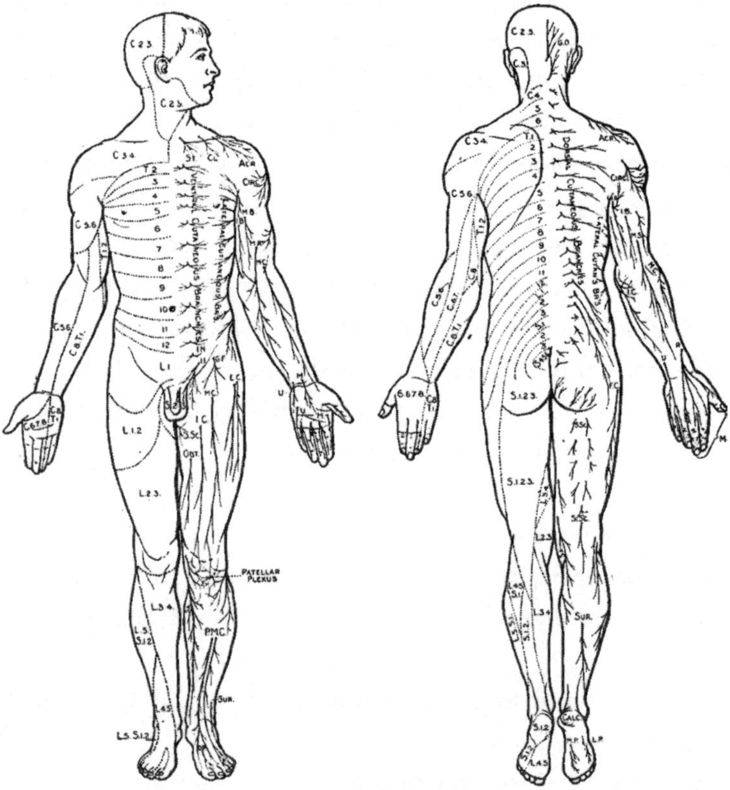

El sistema nervioso

do al órgano aquejado una de las expresiones o definiciones, según el sistema orgánico considerado:

Órganos digestivos altos (boca, esófago, estómago, hígado, vesícula biliar, páncreas…); frustración por no poder atrapar, tragar o rechazar; contrariedad; no puede digerir; carencia de; rencor, ira; que se nos impida…; repugnancia ante…; resistencia a…

Digestivo bajo (intestino delgado, colon, sigmoide, recto, ano…); no poder asimilar; no querer expresar, querer rechazar; estar prohibido…; es asqueroso, está podrido; es feo, sucio, infame, es una mancilla; no encontrar uno su sitio, su identidad.

- **Órganos de la respiración:** necesidad de, carencia de; no puede, no asegura la función de; peligro en el espacio vital.

- **Piel, dermis y membranas:** necesidad de protección para, necesidad de apoyo…
- **Piel, ectodermo:** separación de, estar separado de lo positivo o estar en contacto con lo negativo.
- **Ovarios o testículos:** grave pérdida de, reducción a la nada de, etc.
- **Corazón:** miedo a no poder, miedo por el territorio, peligro grave de pérdida del territorio, lucha en el territorio.
- **Músculos y aparato locomotor:** desvalorización por, impotencia para hacer; sentirse no apto para el combate; mal gesto; no ser capaz de.
- **Aparato urinario:** marcación, defensa y acondicionamiento del territorio.
- **Nervio:** querer y no poder comunicarse con; intención, proyecto de.
- **Órganos de los sentidos:** no soportar o no conseguir oír, ver, oler, tocar, saborear.
- **Centros talámicos:** mal juicio sobre uno mismo; desesperación por; no poder moralmente hacer.

La utilización del lenguaje simbólico del cuerpo puede permitirnos **comprender el sentido y el origen de los síntomas**. Según la naturaleza del síntoma (ulceración, parálisis, indigestión, pérdida auditiva, entre otros) o de los tejidos afectados (piel, nervio, víscera, músculo, glándula, hueso, etc.), nos bastará con aplicar la regla expuesta aquí arriba, que nos situará en el buen camino. Esto, hemos de recordarlo una vez más, es válido y rige en todos los modos de pensamiento escritos aquí arriba, o sea: lo real objetivable, lo biológico corporal, lo virtual, lo imaginario o lo simbólico.

Ejemplo: el eccema, que en un principio es una microulceración de la epidermis seguida de enrojecimiento en un segundo momento, tendrá como causa posible: la pérdida de contacto o nuestra separación de tal o cual persona, de esto o de aquello… Esto será, pues, una indicación inmediata y valiosísima para la continuación del tratamiento.

■ Lectura simbólica de los tejidos del cuerpo, aparte de su localización:

◆ *La piel*

Epidermis: contacto a través del tacto, ruptura de contacto, separación. Permite una discriminación inteligente del entorno a través de la terminación en superficie de miles de sensores sensoriales. Es la información, la acción en el campo de las relaciones, las caricias, etc.

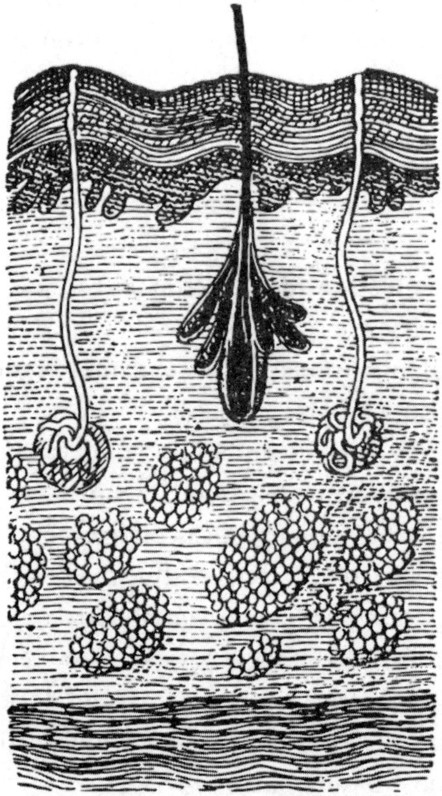

Las diferentes capas de la piel

Dermis: protección de toda forma de intrusión en el cuerpo, de toda mancilla (microbiana, material, golpes, calor, impurezas). Vela por el mantenimiento de la integridad del cuerpo. Constituida por las glándulas sebáceas y sudoríparas, por folículos pilosos, melanocitos, corpúsculos sensoriales, capilares sanguíneos y nervios motores y sensitivos. El tejido conjuntivo le asegura elasticidad y fuerza. La función de termorregulación y de ventilación cutánea completa la acción de los pulmones en el papel que estos tienen de asimilación de la energía del aire. La piel, mediante la transformación de la irradiación solar (bronceado), permite metabolizar la vitamina D. Acción de eliminación del cuerpo mediante la transpiración, los olores y las toxinas, cuando la vejiga, los riñones, los pulmones o el intestino grueso están obstruidos o fatigados.

Hipodermis: formada por tejido conjuntivo y grasa, asegura reservas de alimento y energía al organismo. Permite un efecto de masa, o un valor de estética para gustar gracias a la silueta.

◆ *Los músculos*

Ejemplos de *resentires* que hay que desencriptar en las situaciones en las que están implicados los órganos siguientes: incapacidad para, impotencia para hacer, desvalorización por no poder hacer esto o aquello…

Músculo estriado: fuerza, resistencia duradera, acción voluntaria, acercamiento entre dos huesos, capacidad para actuar, trabajar, pelear, correr, valorizarse deportivamente y en todos los planos, etc.

Tendón: valoriza la acción del músculo en el instante presente, da fuerza a la acción, posee una fuerte resistencia debida a su estructura en fascias prietas de fibras colágenas.

Músculo liso: garantiza los movimientos involuntarios, como retener, bloquear, evacuar, hacer que avance el bocado.

Músculo estriado cardíaco: posee un sistema de contracción autónoma e involuntaria, propulsa la sangre por las arterias y las venas, contribuye al retorno venoso mediante un efecto de bombeo; su acción garantiza y perpetúa la vida en cualquier parte por la que circule la sangre; la fuerza, el territorio; simboliza también la generosidad, el afecto y el amor; su detención significa la muerte.

Ejemplos de *resentires* clave: desvalorización por no poder, sentirse un inútil, no valer nada, ser incapaz de…

◆ *Los huesos*

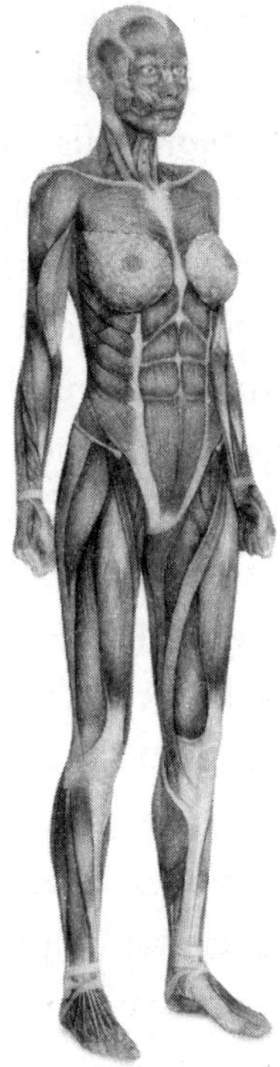

El aparato locomotor

El esqueleto le asegura al cuerpo su sostén y su porte. Permite la posición vertical. Almacena lo mineral. Es lo más duro, lo más sólido y lo más profundo que hay, aquello en lo que todo descansa y se apoya. Es lo que nos permite estar de pie y orgullosos de nosotros mismos, plantar cara, actuar, trabajar, defendernos, dar valor a cada parte del cuerpo dondequiera que se encuentre, fuerza, resistencia, etc.

Los huesos esponjosos y compactos: albergan la médula ósea productora de células de la sangre. Permiten actuar con eficacia a los tendones y a los músculos que a ellos se enganchan.

El periostio: es muy rico en nervios sensitivos, es la piel del hueso, muy sensible a los choques o a las fuertes presiones, así como a la brutalidad; reacciona rápidamente con dolor.

El diente: morder, triturar, masticar para alimentarse, pero también para agarrar, defenderse, manifestar uno su agresividad, su violencia, su fuerza, su valor y, a veces, su sonrisa y su hermosa dentición para gustar.

◆ *El cartílago*

Permite la armonía del gesto. Le da al gesto su belleza, su finura, su velocidad y su fluidez. Tejido conjuntivo denso y elástico, desempeña un papel de sostén y de protección en las superficies óseas de fricción de las articulaciones. Amortigua los choques debidos a los movimientos. La ausencia de vascularización del cartílago explica que los fenómenos de cicatrización sean muy largos. Con la edad o a resultas de heridas, en los deportistas las células cartilaginosas pierden capacidad para dividirse. Se producen calcificaciones intracartilaginosas, pero también a veces una osificación del cartílago. Un *resentir* de desvalorización profunda en el gesto podrá inducir una patología del cartílago en la articulación implicada.

El ligamento, *resentir* posible: ser incapaz de elegir, sostener o retener, etc.

Garantiza el mantenimiento en su sitio de la estructura a la que mantiene unida. Regula la distancia entre dos huesos y el respeto al movimiento al que acompaña.

La articulación: es la coyuntura entre dos o varios huesos y permite el movimiento. Está compuesta por el conjunto de los huesos, cartílagos, cápsulas sinoviales, ligamentos, bolsas serosas y líquidos. Mediante su función garantiza el desplazamiento y el poder elegir la dirección. Da a la acción toda su fuerza y su valor.

Los tejidos conjuntivos y de sostén: participan de manera determinante en la forma y el porte del cuerpo. Pueden ser laxos, densos o en forma de estrellas (llamadas reticulares). El tejido conjuntivo reticular contiene «monocitos» capaces de fagocitosis, que eliminan desechos tisulares, microorganismos y cuerpos extraños. Su lenguaje simbólico se desprende de su función, o sea: gran valor de cohesión, sostén, sujeción, flexibilidad y fuerza, así como eliminación de los desechos tisulares.

Fascias: envuelven los músculos y los órganos con membranas conjuntivas; alojándolos en compartimentos; garantizan la protección y el mantenimiento de esas estructuras.

El tejido epitelial. El epitelio de superficie recubre la piel en el exterior, protegiendo el cuerpo de las acciones del entorno, y en el interior recubre las cavidades del organismo, como el tubo digestivo, la vesícula biliar, la vejiga y los canales glandulares. Su lenguaje simbólico, como siempre, irá ligado a su anatomía, su función y su fisiología, tanto en lo orgánico como en lo virtual.

◆ *La sangre*

Es un tejido líquido formado por grupos de células libres, cercano al tejido conjuntivo. Está compuesto por glóbulos rojos, glóbulos blancos y otros elementos corpóreos de la sangre, así como de linfa. Transporta el oxígeno y todos los elementos nutritivos necesarios para los procesos vitales de todos los tejidos del cuerpo. Contribuye a evacuar los desechos repletos de nitrógeno o el dióxido de carbono. Lleva a los tejidos las células y las moléculas del sistema inmunitario y favorece la difusión de las hormonas por todo el organismo. Simboliza la pertenencia al clan, la familia, los lazos de sangre, la vida, la valía, la identidad.

Las arterias: transportan la sangre repleta de oxígeno y de elementos nutritivos desde el corazón hacia los órganos. Tienen la capacidad de contraerse mediante un fenómeno de vasoconstricción y al hacerlo alivian en la misma medida el esfuerzo del corazón. Su acción es centrífuga, desde dentro hacia afuera, desde el corazón hacia las extremidades. Nutrición y vida vehiculan lazos y memorias familiares a través de la sangre. Así se delimita, se materializa, se controla y se alimenta el territorio externo del corazón.

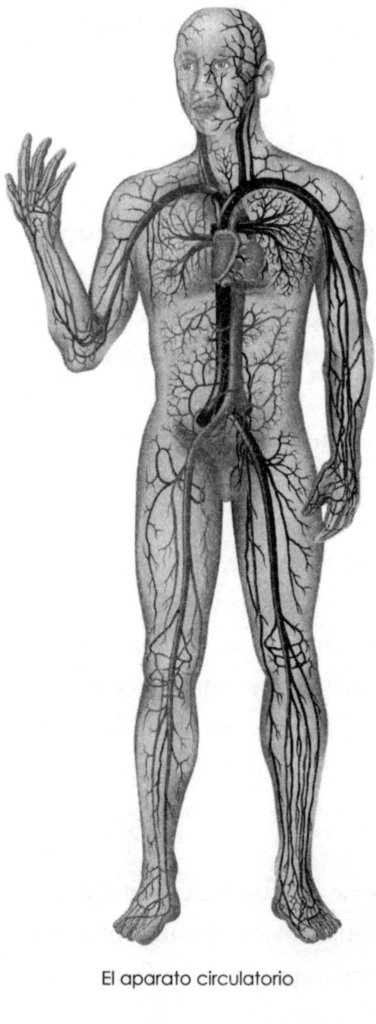

El aparato circulatorio

◆ *Las venas*

Mediante una acción centrípeta, devuelven la sangre desde las zonas más alejadas de los tejidos y de los órganos hacia el corazón (sangre azul poco oxigenada, cargada de dióxido de carbono). Acarrean y eliminan los desechos. Simbolizan la vida que circula y lo negativo que se depura y se evacua para que regrese la alegría hacia el corazón. Representan nuestra capacidad para aceptar desembarazarnos de lo inútil, de las cosas viejas, de lo que es tóxico para nosotros.

◆ *Los capilares*

Constituidos por pequeños vasos filiformes, permiten la difusión de los gases y los nutrientes entre la sangre y todos los tejidos del organismo, o la recogida de los desechos. Son arteriales o venosos y adoptan las características del grupo al que pertenecen y el simbolismo de la función de este. Se calcula que representan cerca de un 80 % de la circulación sanguínea, frente al 20 % de los otros vasos.

◆ *Los vasos linfáticos*

Nacen directamente en los tejidos y se incorporan después a la red venosa. Transportan el nutritivo líquido amarillento que permite empapar las células, y también transportan los linfocitos que circulan para la defensa del organismo.

◆ *Los ganglios linfáticos*

Simbolizan la necesidad de proteger la zona del cuerpo en la que se encuentran contra el ataque de los microbios o de los cuerpos extraños. Comportándose como una verdadera policía interna mediante la presencia de numerosos linfocitos, dan la alerta en cuanto hay peligro.

■ 1. Las bacterias, los virus y los hongos

También recogen su lenguaje simbólico de su respectiva función.

◆ *Las bacterias*

Poseen un núcleo y pueden reproducirse solas. Tienen código genético y una función muy precisa. Están presentes en una cantidad muy grande en nuestro organismo, pero en su estado normal no son patógenas. Estos microbios, replicados en miles de millones, son como genes libres que circulan e intervienen por todas partes del cuerpo. En caso de heridas con lesiones tisulares, afluyen en fase de reconstrucción celular y participan en la reparación de los tejidos. Parece ser el propio cuerpo quien, gracias al sistema inmunitario, permite a cierta cantidad de gérmenes estar activos o no, y que lo estén aquí y no en otro lugar. La infección se circunscribe aquí, no quedando afectados los demás tejidos.

◆ *Los virus*

Son células sin núcleo que, para desarrollarse y prosperar, necesitan parasitar a otras células. No poseen ADN, sino tan solo unos filamentos de ARN, portando así un mensaje único pero replicado miles de millones de veces.

◆ *Los hongos*

Son los recolectores de basuras del cuerpo y atacan a las pieles y células «muertas» a las que transforman y de las que se alimentan. Simbólicamente, la presencia de micosis en ciertas partes del cuerpo puede hacernos pensar en un duelo no cerrado y que guarde relación con la zona afectada.

◆ *Los nervios*

El sistema nervioso permite a las células y a los órganos comunicarse entre sí. Establece relaciones entre el cerebro y el resto del cuerpo. Los nervios están constituidos principalmente por dos tipos: los nervios sensitivos y los nervios motores. Hay receptores sensoriales (piel, ojos, oídos) que captan los estímulos procedentes del mundo exterior. Los nervios sensoriales encaminan esos estímulos hasta el cerebro, el cual almacenará la información. Los nervios motores transmiten los mensajes a los órganos y a los músculos que van a efectuar la acción solicitada. Su simbología está, como siempre, estrechamente ligada a sus funciones.

◆ *Las neuronas del cerebro*

El cerebro humano contiene varios miles de millones de neuronas. Gracias a sus sinapsis, cada neurona puede tener contactos con otras neuronas, entre 5 000 y 10 000. Su papel es integrar los miles de mensajes procedentes del cuerpo y del mundo exterior, almacenarlos, memorizarlos y cotejarlos, con el fin de aportar las respuestas mejor adaptadas a la situación vivida.

■ 2. Lectura simbólica de algunos órganos del cuerpo

◆ *La boca y sus glándulas salivares*

Es, antes que nada, el primer lugar del cuerpo para la satisfacción de nuestras necesidades vitales, mediante la absorción de los líquidos y de los alimentos sólidos, así como del aire. Discrimina mediante el gusto y selecciona las cosas que entran del mundo exterior a nuestro mundo interior. Su valor simbólico aquí es atrapar, masticar, ensalivar y tragar o echar fuera el pedazo alimentario real, virtual o imaginario. Es igualmente el órgano de la comunicación mediante los sonidos y las palabras. Permite el intercambio o la transmisión de ideas nuevas o de experiencias destinadas a ser aceptadas o rechazadas. Es también un lugar de dulzura mediante los labios que besan y la sonrisa, o de violencia y de agresividad mediante los dientes que se descubren para morder y defenderse.

En presencia de un síntoma en este órgano, hacerse la pregunta: ¿qué me ha impedido satisfacer la función de esta parte que está enferma?

◆ *El estómago*

Es el órgano que recibe, a través del esófago, el bolo alimenticio previamente aceptado y preparado por la boca. El verdadero proceso de la digestión empieza aquí, mediante el amasado y la mezcla de los alimentos ingeridos. Después, los ácidos realizarán una disolución parcial de ese magma y unas enzimas específicas realizarán su predigestión. Debido a esto, por el milagro de la transcendencia de nuestra condición animal a condición humana, el estómago, al humanizarse, será también la diana de pensamientos conflictivos y reaccionará para expresar nuestras contrariedades económicas, profesionales o de pareja... Si el estrés perdura o se amplifica con el *resentir*, por ejemplo, de no poder digerir lo que ha hecho el otro, o de no querer uno compartir más sus recursos con un asociado que se ha vuelto deshonesto, entonces pueden instalarse de modo duradero dolencias de estómago, como acidez, ardores, inflamaciones, úlceras, etc.

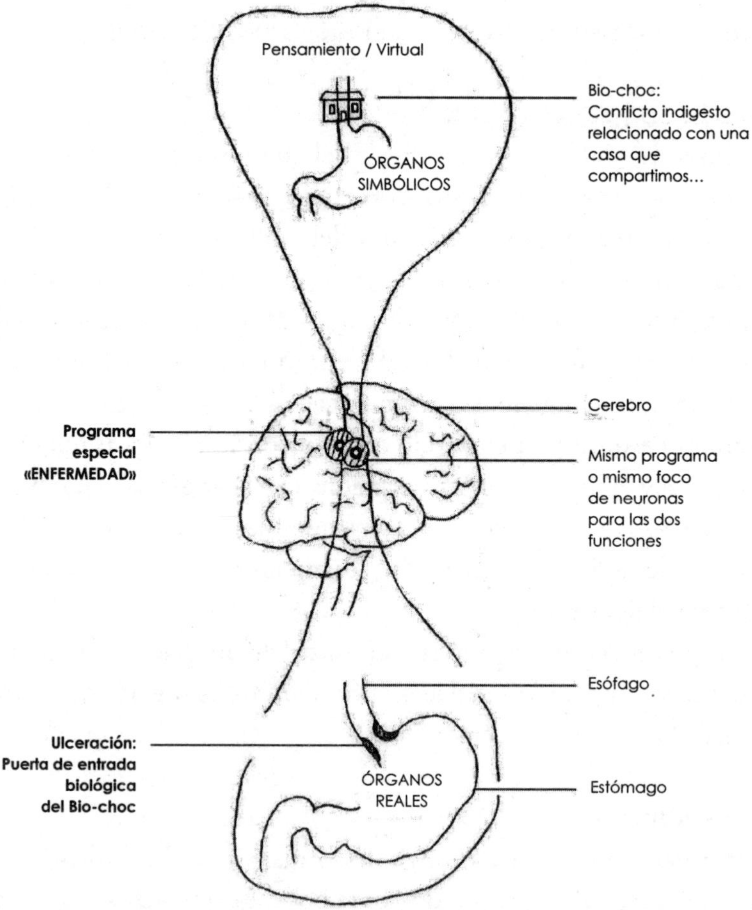

Principio de somatización de un gran estrés
en la parte baja del esófago y su unión con el estómago

◆ *El hígado y la vesícula biliar*

Es un órgano muy imponente por su tamaño y por sus funciones, que se cuentan por centenares. Desempeña un papel muy importante en la digestión mediante la secreción de la bilis y su almacenamiento en la vesícula biliar. Participa en el filtrado de la sangre, en el almacenamiento de las reservas energéticas, en la cicatrización y en la defensa inmunitaria. Acepta, criba y selecciona las aportaciones alimentarias o las transforma para su posterior utilización. Las dolencias de hígado están ligadas a las contrariedades de escasez o carencia, frustración con ira por no poder satisfacer las necesidades vitales de energía. Así que, frente al mundo exterior, debido a las tensiones de la vida relacional o en caso de miedo vital de carecer de los recursos fundamentales para uno mismo o su familia, o de que nos falte el dinero... pueden aparecer varios síntomas, como náuseas, cólico de hígado, esteatosis (hígado graso), hepatitis, etc.

La vesícula biliar reaccionará seguramente con un *resentir* de estrés, con ira y rencor, o con el *resentir* de «no querer que el otro me guarde rencor».

◆ *El intestino delgado*

Es un largo tubo de unos diez metros que permite la asimilación, o no, del alimento que viene del estómago. Se hará una selección de los elementos nutritivos que han sido transformados, y su digestión la rematarán unas enzimas. Después la sangre y el sistema linfático los absorberán y los transportarán hacia el hígado. Debido a la presencia en él de una red de varios millones de nervios o de «neuronas», hoy día hablamos de este órgano como de nuestro segundo cerebro. Las tensiones y los conflictos que afectan al intestino delgado hablan de nuestras dificultades para dejar penetrar en nosotros los valores nuevos, los sentimientos y las experiencias sin juzgarlos, o sea, hablan de lo que no conseguimos asimilar. Síntomas posibles: dolor de vientre difuso, indigestión, diarrea, adelgazamiento, entre otros.

◆ *El intestino grueso y el recto*

Su función es transportar y evacuar las materias orgánicas que han sido absorbidas pero no han sido asimiladas. Recupera los electrolitos reabsorbiendo los líquidos. Contribuye a formar heces mediante la compactación de todos los desechos restantes. Estos estarán impregnados con el conjunto de las secreciones procedentes de todo el tubo digestivo. Debido a esto, nuestras deposiciones llevan la firma química y específica de nuestras secreciones internas. Esto es lo que podremos nombrar más tarde, en la expulsión de estas, mediante una metáfora, como la entrega de «nuestra tarjeta de visita» animal; hasta ese punto son nuestras heces para nuestra especie, el reflejo de la identidad biológica de cada uno. Otro tanto ocurre con el gato, el perro, el pájaro, el caballo o el león. Los conflictos de la vida que sean resentidos como sucios, asquerosos, podridos o feos podrán, en caso de sobreestrés prolongado, afectar a este órgano. Produciendo, según la intensidad, el estadio y el tiempo, una colitis o un estreñimiento, una colopatía funcional o una rectocolitis hemorrágica.

En lo que respecta al recto, pueden formarse hemorroides o pólipos... Si el tenor del conflicto implica también a la persona enferma que ha tenido que luchar para encontrar o conservar su sitio en su territorio (¿su empresa?) o que muchas veces ha sido rechazada en función de su originalidad o de su diferencia respecto de su grupo, por ejemplo.

◆ *La vejiga*

Se encarga de recibir, contener y eliminar los líquidos orgánicos que han sido filtrados por los riñones. Guarda los desechos y las toxinas que el cuerpo ya no quiere. Al igual que pasaba con el colon, la vejiga lleva en su composición química huellas de nuestra biología específica, y por ende, de nuestra identidad. Basta con hacer un análisis de orina completo para tener la prueba de esto. Debido a este hecho, constatamos siempre en el mundo animal un comportamiento que consiste en marcar el territorio con los orines (los perros, los lobos, los guepardos, etc.). En el hombre, el grupo de neuronas del cerebro que piensa con los parámetros de la vejiga utilizará el mismo principio que el animal para marcar su territorio social. En la lucha por el territorio (sea cual sea el sexo) son posibles dos comportamientos: uno masculino que lo delimita, procurando instalar una frontera en los conflictos de vecindad (elevando setos, vallas, tapias...), y el otro femenino, que quiere reacondicionarlo a su manera con ocasión de peleas en el seno de la pareja, en familia, en la oficina con los compañeros... (cambiar de sitio los muebles, la tapicería, el color de las paredes, recolocar con otra orientación el escritorio de tu compañera, etc.). Los síntomas posibles son: cistitis con orina clara, cistalgias, infecciones urinarias...

◆ *Los pulmones (bronquios y alvéolos)*

El aparato respiratorio nos conecta, nos enchufa directamente (como un buzo a su bombona de oxígeno) a la atmósfera que envuelve el planeta. La energía vital procedente del aire que respiramos materializa aún más nuestra pertenencia y nuestra dependencia del universo que nos rodea. La ventilación de nuestros pulmones se realiza mediante una orden doble: una automática e inconsciente, la otra voluntaria y consciente. Mediante el trasiego cotidiano de miles de litros de aire, este sistema se ha hecho experto en la gestión y la conceptualización del espacio vital para cada uno. Si se requiere su acción, el grupo de neuronas que piensa y controla la biología y la fisiología de cada uno reaccionará, en lo virtual y en lo imaginario, mediante la extensión de sus poderes y sus funciones humanizadas. Su experticia contemplará todos los problemas de espacio vital que haya que defender: drama, conflicto humano en el ámbito profesional o familiar, la pareja, el país, etc. En caso de estrés imposible de manejar, pueden instalarse ciertos signos prodrómicos, como una tos persistente con dolores torácicos o una gripe o una bronquitis o...

Recordemos finalmente que la piel, por su capacidad de absorción cutánea de gases, participa también en nuestra respiración externa. Y esto, al igual que existe una respiración interna en el plano de los miles de millones de células que nos componen, en la que se realizan permanentemente intercambios gaseosos a través de los microcapilares sanguíneos.

CAPÍTULO 4

La prevención mediante ejercicios prácticos y protocolos

Trama general de la exploración de una situación conflictual como modelo posible de estructura que debe aplicarse en cada caso particular. Su utilización puede ser parcial o completa

La recogida de los primeros datos

¿De qué estamos hablando aquí?

De un problema, de un **conflicto biológico tipo**, es decir, un suceso (interno o externo) que ha traído consigo un sobreestrés que persiste, porque no tiene solución posible desde el inicio del *bio-choc*.

Nuestro objetivo aquí será lograr manejar ese sobreestrés y atenuar las emociones que lo acompañan. Este conflicto nos preocupa, porque ya ha generado pequeños síntomas en forma de signos psicosensoriales de estadio 2 y signos funcionales de estadio 3 que apuntan a determinados órganos (*ver* capítulo 2).

Estos signos, por eso mismo, pueden constituir los pródromos de una futura enfermedad que desearíamos evitar.

Encontramos signos frecuentes, como:

- ansiedad, ideas negras, rumia mental, repliegue sobre uno mismo;
- gritos, ira, irritabilidad, modificación del comportamiento;
- tensiones musculares, dolorosas, fatiga;
- modificación del ritmo cardíaco;
- trastornos digestivos funcionales leves.

En su lenguaje, encontramos palabras (predicados) que nos hablan ya de su *resentir*, al igual que gestos, una mirada, actitudes, un tono de voz...

Ahora bien, en el origen de este conflicto que perdura, hay un suceso, una situación difícil de resolver, muchas veces compleja. Esta historia acapara una parte de la energía psíquica, convirtiéndose en lo que podemos llamar «un tema de preocupación permanente» que altera la vida cotidiana.

Este sobreestrés está en fase activa, llamada fría. Puede medirse por su intensidad, cuantificarse (Estadio 3), y tiene una duración que de manera arbitraria fijaremos como de 5 meses en este estadio (o sea, unos 150 días): tiene, pues, una masa que calculamos multiplicando la intensidad por el tiempo. En la escala, el estadio 3 corresponde a una intensidad de 6 que (en nuestro ejemplo) multiplica a 150 = 900 unidades de estrés.

Si consideramos que el estadio 1 (Intensidad 2) es la referencia de normalidad fisiológica, podemos restar: 2, que multiplica a 150 = 300 unidades, lo cual nos devuelve a: 900 – 300 = 600 unidades de sobreestrés responsables de estos pródromos.

Un *resentir* muy particular acompaña a ese estrés emocional con su cortejo de primeros síntomas. La persona lo describirá con sus propias palabras, que anotaremos escrupulosamente.

¿Algunos de sus pródromos afectarán sobre todo a tal o tal otra parte de su cuerpo o de su psique? ¿Hacia qué órgano se apunta sobre todo? ¿Cuál es la simbología de este órgano (véase capítulo 3)?

Al anotar esto, verificaremos si esta simbología está en coherencia con el *resentir* expresado por el interesado. Tiene que haber concordancia entre ellos. Se dibuja entonces el *resentir* biológico profundo que, en los meses que siguen, podría degenerar en enfermedad lesiva si no lo desprogramáramos.

Ahora bien…

si hay ya pequeños síntomas y el conflicto perdura

es…

que nos hemos equivocado en la apreciación de la situación, consciente o inconscientemente: nuestro cálculo está mal hecho, ha habido un error de juicio

porque…

la creencia que está en el origen de ese *resentir* es irracional y falsa, no para la sra. X o el sr. Y, sino en relación con la realidad del universo o de nuestro universo biológico interior que es el hijo de aquel.

De esto hablaremos un poco más adelante en este trabajo.

¿Por qué?

Porque si esa creencia hubiera sido acertada y racional no presentaríamos esos síntomas…

Seguiríamos funcionando en el registro de la fisiología (Estadios 1 o 2) sin activar los pilotos rojos del sistema general de adaptación al peligro que tiene disponibles el inconsciente, que pilota esto sin que nosotros nos enteremos.

La historia personal de cada uno como filtro

Constituye un filtro que nos es preciso examinar para intentar comprender las razones que han traído consigo ese *resentir* que, en esta historia, se ha convertido en conflictual.

NUESTRA IDENTIDAD: (pequeño cuestionario para rellenar)

Apellido
Nombre
Fecha de nacimiento Edad Sexo
Situación de familia: casado/a, divorciado/a, soltero/a, otra
Hijos
Vida personal, estudios, formación...
Profesión actual
Búsqueda de empleo
Lateralidad
Situación hormonal
Personalidad
Profesiones ejercidas en el pasado, si son diferentes de la de hoy
Aficiones
Deportes practicados
Estado de salud actual
Estado de salud en el pasado

Después, para explorar un poco más su historia de vida, dispones de una visión panorámica sucinta gracias a la doble rejilla (a la izquierda lo negativo y a la derecha lo positivo) de aquí abajo, en la que podrás **marcar con una cruz** las casillas en las que te sientes concernido, en el sentido en que determinados puntos que se han señalado siguen activos e influyen en tu vida.

Entonces, si son frustraciones, toma conciencia de todas **tus frustraciones.**

Escríbelas...

¿Cuál es el obstáculo que te impide estar satisfecho?

¿Es exterior? ¿Es una prohibición o tabú, un miedo, una presión?

¿Viene del interior? ¿Es un juicio?

¿Qué importancia le das al objeto, a la situación que quieres obtener? ¿Es justo?

Toma conciencia de todos los problemas que tendrías si dejaras de tener esas frustraciones; ¿de qué te protegen?

Relee la metáfora del elefante del circo; ¿de qué modo habla eso de ti?

● A. Esquema de la doble rejilla

Seguridad, bienestar, logros, alegrías, felicidad (para completar)

Vida personal	Familiar	Estudios	Exámenes y oposiciones	Proyectos, rebeliones, arrepentimiento, remordimientos
Vida personal	Actividades de ocio, aficiones, viajes, vacaciones	Vida amorosa y sexual	Relaciones amorosas	Vida de pareja / matrimonio
Vida personal	Familia que hemos creado			
Vida material	Bienes, casas, tierras	Mobiliario, empresas, criaderos de animales	Dinero	Vivienda
Vida profesional	Cursos / aprendizaje	Primer trabajo	Trabajo habitual	Otros oficios
Vida profesional	Paro / pérdida de empleo			
Vida social	Gente con la que tratamos, vecinos, familia, trabajo	Amigos, conocidos	Relaciones o deporte, bridge, club...	
Política, religión	Política	Religión, espiritualidad	Filosofía personal, sabiduría	
Salud	Física	Mental	Emocional	Golpes duros de la vida
Salud	Comportamientos			

Estrés, malestar, miedos, peligros (para completar)

Vida personal	Familiar	Estudios	Exámenes y oposiciones	Proyectos, rebeliones, arrepentimiento, remordimientos
	Actividades de ocio, aficiones, viajes, vacaciones	Vida amorosa y sexual	Relaciones amorosas	Vida de pareja / matrimonio
	Familia que hemos creado			
Vida material	Bienes, casas, tierras	Mobiliario, empresas, criaderos de animales	Dinero	Vivienda
Vida profesional	Cursos / aprendizaje	Primer trabajo	Trabajo habitual	Otros oficios
	Paro / pérdida de empleo			
Vida social	Gente con la que tratamos, vecinos, familia, trabajo	Amigos, conocidos	Relaciones o deporte, bridge, club...	
Política, religión	Política	Religión, espiritualidad	Filosofía personal, sabiduría	
Salud	Física	Mental	Emocional	Golpes duros de la vida
	Comportamientos			

- B. Modelo de árbol genealógico para completar: (esquema tipo)

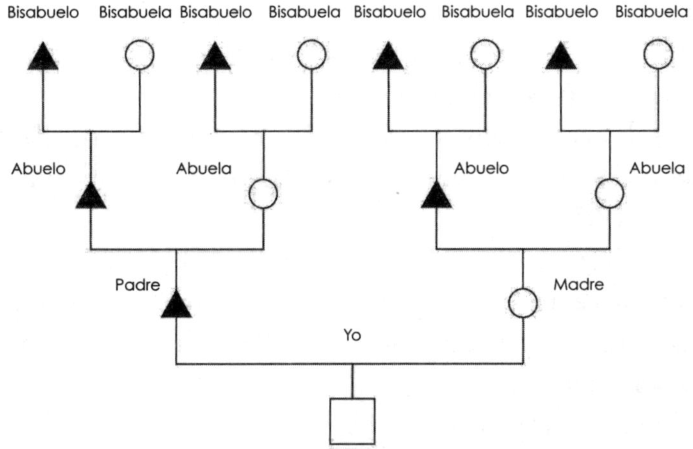

Puedes consignar en él en primer lugar tu familia de origen, con los hermanos y hermanas procedentes del mismo matrimonio o de matrimonios diferentes. Tus padres con sus hermanos y hermanas, los cónyuges (varones o mujeres) y si es necesario sus hijos de ambos sexos. Tus abuelos y sus fratrías. A veces los bisabuelos, si tienes alguna información sobre ellos. Incluyes también a tus hijos de ambos sexos si los tienes, tanto si son biológicos como adoptados.

Para cada uno, si disponemos de esa información, anotaremos: el apellido, el nombre o los nombres propios, la fecha de nacimiento, por consiguiente la edad, la fecha de fallecimiento en algunos casos y la causa si la conocemos. Sus profesiones, sus aficiones, las historias que se cuentan sobre ellos, qué tipo de pareja eran, sus enfermedades, sus grandes logros o éxitos, etc.

Lo que cuenta es lo que recordamos y lo que nos viene del entorno. Así, a veces, la falta de información relativa a una rama de este árbol es tan significativa como una plétora de datos relativa a otra. Esto nos habla de los lazos perdidos en algunas de nuestras raíces y de una gran proximidad e influencia procedente de la otra.

A la luz de este árbol reconstituido, ¿de qué he tomado conciencia, y qué ignoraba en relación con el conflicto que me perturba? ¿Son responsables ciertas programaciones transmitidas por mis antepasados para mi retraimiento, que aún se mantiene hoy, para la vida sentimental, mi carrera o mis dificultades económicas? ¿Cómo desprendernos de esto para recuperar el libre albedrío?

A veces, la exploración del árbol no basta y, para ir más allá, tenemos que examinar todo nuestro recorrido de vida, empezando por nuestra vida fetal.

Gracias a nuestros padres, empieza nuestra vida en la tierra. No es totalmente inocente, porque ya venimos cargados de historias procedentes de nuestros ancestros que nuestro ADN ha ido almacenando muy cuidadosamente.

No obstante, la experiencia vivida y el *resentir* de los padres que nos concibieron serán de capital importancia. De modo que tomaremos en cuenta lo que les ocurrió a ellos por lo menos un año antes de nuestra concepción, durante la concepción, durante los 9 meses de fase fetal, en el nacimiento y más allá, o sea hasta un año después del inicio de nuestra vida aérea.

Se tomarán en cuenta los grandes *chocs*, los dramas, los miedos, las dificultades económicas, las separaciones, la enfermedad, el clima social (guerra, éxodo, encarcelamiento...), así como los acontecimientos felices que se produjeron.

● C. El pequeño cuestionario

Rellena el pequeño cuestionario de aquí debajo, que facilitará tus respuestas:

(En 4 páginas, realizas la exploración de un mundo desconocido, el de tu prehistoria personal), las circunstancias que han favorecido y que han acompañado tu venida a este mundo (la preconcepción, la concepción, el embarazo, el parto y el nacimiento).

1. La preconcepción: (hasta más o menos un año antes de tu concepción)

- El contexto social, económico, histórico y geopolítico en el que vivían tus padres
- La calidad de la vida amorosa y sexual de tus futuros padres
- Pareja fusional, ocasional, cariñosa, libre y amiga de gozar, improbable, con rupturas frecuentes...
- Intenciones y proyectos en su vida
- ¿Mi madre deseaba un hijo o no?, ¿y por qué?

¿Prefería niño o niña?

¿Profesión de mi madre o ama de casa y ya cargada con más hijos?

Ídem para mi padre... ¿deseaba o no un hijo, niño o niña?

¿Su actividad profesional?, ¿o era todavía estudiante?

¿Vivienda?

2. De la concepción al nacimiento: (vivencia de los padres durante la concepción, el embarazo e incluso hasta el año)

Para mi madre: edad

apellido

nombre

Razones de esta concepción

Fecha de mi concepción

No quería hijos porque...

Reacciones al darse cuenta de que está embarazada

¿Situación de familia en ese momento?

¿Problemas con los hijos ya presentes?

Actividad profesional y ¿hasta cuándo?

O no trabaja...

¿Problemas de salud, accidentes?

¿Dificultades económicas o no?

¿Problemas con su familia, los suegros, los amigos, fallecimientos, otras cosas?

¿Disputas, adulterios, separaciones en la pareja?

- Viajes, mudanzas…
- ¿Vivencia del embarazo como una alegría, una gran felicidad, una suerte?
- Apetencias, deseos, proyectos…
- O vivido como un fardo con preocupación por el niño, del tipo «mientras sea normal»…
- ¿Mi estado de salud durante el embarazo?
- ¿Reconsideración del embarazo?, ¿proyecto de IVE?, ¿estado depresivo, vómitos, malestar?
- ¿Hizo preparación para el parto o no?
- **El parto:** ¿a término o antes de término?
- Maternidad y lugar de nacimiento
- Circunstancias del parto: ¿normal, fórceps, epidural, cesárea, complicaciones?
- **Mi nacimiento:** ¿peso?, ¿tamaño?
- ¿Acogida dispensada por mi madre?, ¿por su familia?

3. Para mi padre: edad
apellido
nombre

- ¿Razones de esta concepción?
- No quería hijos porque…
- ¿Reacciones al enterarse de que mi madre está embarazada?
- ¿Situación de familia en ese momento?
- ¿Problemas con los hijos ya presentes?
- ¿Actividad profesional? ¿O no trabaja… o está en el paro?
- ¿Problemas de salud, accidentes?
- ¿Dificultades económicas o no?
- ¿Problemas con su familia, con los suegros, los amigos, fallecimientos, otras cosas?

- ¿Disputas, adulterios, separaciones en la pareja?
- Viajes, mudanzas...
- ¿Vivencia de mi futura llegada como una alegría, una gran felicidad, una suerte?
- Apetencias, deseos, proyectos...
- ¿O vivido como un fardo con inquietudes por el niño, del tipo «mientras sea normal» o de otro tipo?
- ¿Mi estado de salud durante el embarazo según él?
- ¿Reconsideración de mi venida?, ¿proyecto de IVE?, ¿estado depresivo?
- **En el parto:** ¿mi padre ese día estaba presente o ausente?
- ¿Maternidad y lugar de nacimiento?, ¿llegará a la hora?
- ¿Participación en el parto?
- **Mi nacimiento:** ¿qué recuerdo tiene él?
- ¿Acogida por mi padre?, ¿por su familia?

4. Mi proyecto-sentido:

Se desprende de la experiencia vivida y del *resentir* de mis padres durante estos períodos (preconcepción, concepción, período fetal, parto y nacimiento), de sus estados anímicos, emociones, actividades, proyectos, logros o éxitos, errores, miedos, fracasos, modo de vida...

Aquí, a continuación, anotarás tu síntesis según lo que hayas recogido de las informaciones precedentes:

5. Mi primer año de vida: acontecimientos decisivos

- ¿Criado al pecho, biberón o las dos cosas?
- ¿Llora con frecuencia? ¿Sueño? ¿Apetito?
- ¿Mi estado de salud?
- ¿Estado de salud de mi madre? ¿De mi padre?

Los hitos señalados de ese período de vida, durante el cual se produce cierta confusión entre la vivencia de nuestros genitores y la nuestra, hay que anotarlos y resumirlos, porque ejercerán influencia a veces duradera sobre el resto de nuestra existencia. Pueden ser benéficos o negativos y los denominaremos «proyecto-sentido». Son los proyectos de nuestros padres, conscientes o inconscientes, que cargarán de sentido, sin que nosotros lo sepamos, una parte de nuestra existencia.

¿Qué acercamiento establezco con lo que estoy viviendo en este conflicto que se eterniza? ¿Hay similitudes, repeticiones de situaciones?

Finalmente, para ser más completo, puedo hacer la lista de los sucesos que han sido hitos en mi propia vida.

- D. Práctica de los Ciclos Biológicos Celulares Memorizados **(CBCM) de Marc Fréchet:**

A partir de mi nacimiento y hasta hoy, anoto en una hoja suelta todos los acontecimientos felices o desgraciados de los que me acuerdo.

Anoto la fecha y la edad que tengo, por orden cronológico, delante del suceso que sea. Me doy todo el tiempo que necesite para hacerlo. Observamos muchas veces que una fecha o un recuerdo traen otro, y esto se convierte como en un juego de seguir pistas, a veces conmovedor. ¡En esta investigación apasionante y única, soy a la vez Sherlock Holmes y el protagonista de la historia!

Este cuadro sintético podrá servirme toda la vida, tal es su riqueza, y me da información sobre mi identidad personal y cultural.

las etapas relevantes en mi infancia, el colegio, la familia;

los traumas grandes y pequeños, los accidentes;

los terrores por uno mismo o por los demás;

los éxitos y logros, los títulos y diplomas de los que todavía hoy estoy orgulloso;

los fracasos, los remordimientos, los arrepentimientos;

las necesidades no satisfechas, las frustraciones ligadas a la mala suerte;

los secretos graves que aún guardamos;

las enfermedades y accidentes;

los momentos importantes de la pareja;
los nacimientos de nuestros hijos;
los dramas repentinos de la vida, los fallecimientos de los allegados;
los empleos que han sido importantes para nosotros;
los cambios de vivienda, los viajes importantes.

Nombre:

Nacido/a el:

N.º:

FECHA	AÑOS	CICLOS BIOLÓGICOS CELULARES MEMORIZADOS (EL ENTRAMADO) Acontecimientos decisivos (felices o traumáticos)
	5 años	
	10 años	
	15 años	
	20 años	
	25 años	
	Etc...	

Tabla de ciclos y eventos claves (para completar)

Mediante este concentrado de memorias recuperadas, puedo establecer vínculos con las causas posibles de la situación conflictual presente, encontrando en mi pasado *chocs* repetitivos similares y mal o nunca resueltos. A veces surge una iluminación inesperada que nos coloca, como a un detective, sobre una pista victoriosa.

(Un psicólogo o profesional de la salud acostumbrado a las CBCM podría, en caso de necesidad, profundizar en tus investigaciones utilizando una rejilla de lectura que sería demasiado largo y complicado para el lector desarrollar aquí).

Por eso, sean cuales sean los vínculos que mantienen la o las creencias de mi *resentir* actual, voy a tener que cambiar mi percepción de la situación problemática que me estresa aunque tenga toda la razón, aunque lo que estoy haciendo sea acertado, ¡aunque el otro esté totalmente equivocado! Porque... *primum non nocere...* para uno mismo y *perseverum diabolicum.*

Para ello, deseo visualizar aún con más claridad el desarrollo de los acontecimientos que me han llevado al minidrama que estoy viviendo a través de estos primeros síntomas. Puedo construir una simple curva en la que se encontrarán de manera cronológica mi conflicto actual con su componente emocional y sus vínculos con conflictos similares de mi pasado extraídos de mi árbol, de mi período fetal y/o de mis CBCM descritos más arriba.

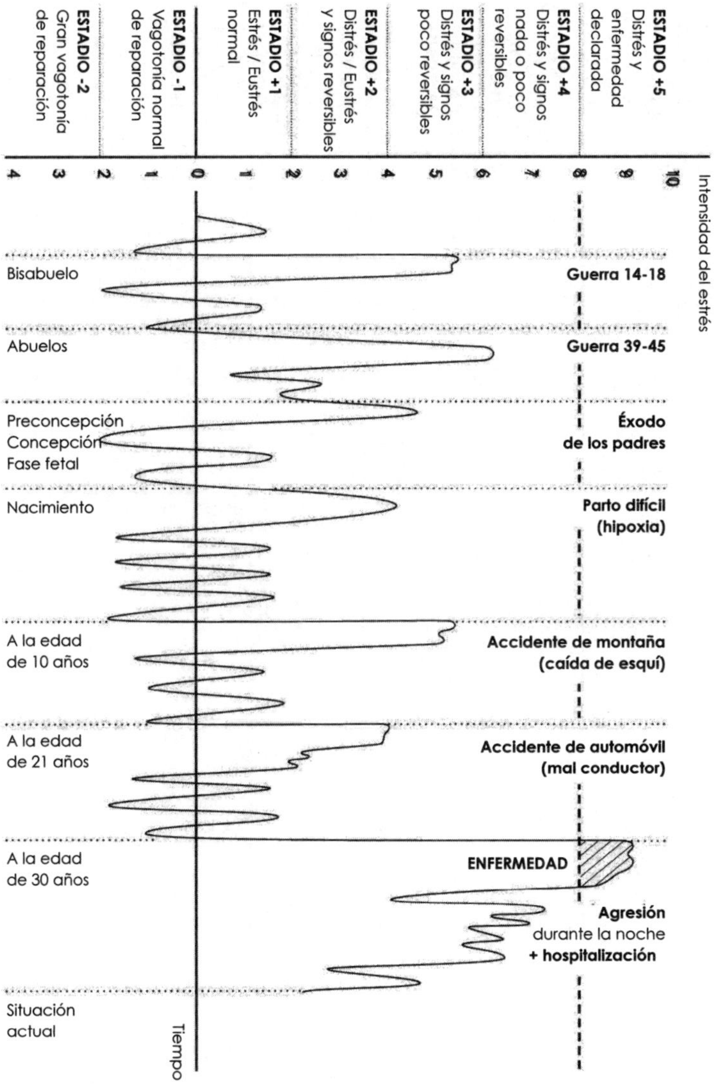

Estresograma (ejemplo)

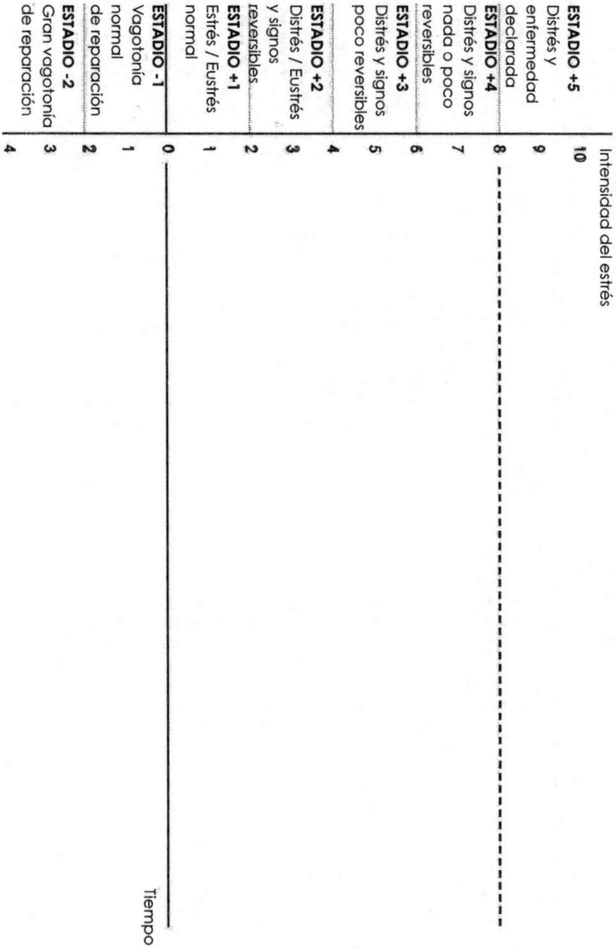
Intensidad del estrés
10
9
8
7
6
5
4
3
2
1
0
1
2
3
4
ESTADIO +5
Distrés y enfermedad declarada
ESTADIO +4
Distrés y signos nada o poco reversibles
ESTADIO +3
Distrés y signos poco reversibles
ESTADIO +2
Distrés / Eustrés y signos reversibles
ESTADIO +1
Estrés / Eustrés normal
ESTADIO -1
Vagotonía normal de reparación
ESTADIO -2
Gran vagotonía de reparación
Tiempo

Construyo mi estresograma (para completar)

Esta rejilla es una extensión del cuadro fijo de los estadios del estrés, a la que se añade la flecha dinámica del tiempo para incluir en una sola lectura los días, los meses, incluso los años, durante los cuales se han desarrollado estos miniguiones de vida o psicodramas.

● E. ¡Cambiar de escala!

Antes de decidir cambiar la creencia y el *resentir* emocional y conflictual que gravitan a su alrededor hay que tomar conciencia de un hecho:

– Este hecho es que en realidad «**nosotros somos una criatura**» y que esa criatura (el ser humano) es el fruto de miles de años de historias que la han ido moldeando. Que esa criatura procedente del confín de los tiempos, obedece a leyes, a reglas interiores que le permiten mantenerse con vida. Esas condiciones que garantizan su perpetuidad se llaman también el mantenimiento de la homeostasis, la regulación permanente del equilibrio interior a través de la satisfacción de sus necesidades elementales como:

- un buen sueño reparador;
- una aportación regular de alimento, aire, agua;
- una actividad regular, el almacenamiento de recursos vitales;
- afectividad, amor familiar, la pareja, el hijo para perpetuarse;
- un territorio, un techo, un sentimiento de seguridad para su vida y los suyos;
- un nivel de estrés útil que no exceda de cierto umbral en el día a día, es decir, los estadios 1 o 2;

etc.

Ahora bien, más allá de ciertos valores biológicos que pudieran rebasarse en exceso en intensidad y/o en duración, en el interior «de esa criatura» se instalarían procesos con el fin de protegerla de una destrucción inevitable. A medio o largo plazo, se encadenan, se agravan y se desarrollan un conjunto de metamorfosis formadas por signos sensoriales, psíquicos y funcionales, como orquestadas por manos maestras. No somos nosotros quienes así lo queremos, es una sinfonía escrita desde hace mucho tiempo la que se despliega en el pergamino de nuestro ADN. En ese momento aparece la enfermedad y nos transforma, como si fuéramos mutantes. Ella intenta a su manera absorber lo mejor que puede ese sobreestrés, como para frenar una pérdida que nos haría deslizarnos demasiado pronto hacia la última fecha límite. «La criatura» se aferra al interior porque quiere sobrevivir o prolongar su vida. Y ahí aparece la enfermedad, como una última posibilidad para el hombre víctima de sus excesos y de sus extravíos.

Pero antes de llegar ahí, como ya habréis comprendido, existe **la prevención**, es decir, el hecho de tomar en consideración los signos precursores de una futura patología. Con el coche ya sabemos hacerlo. Revisión técnica obligatoria cada 2 años, en la que hacemos que se inspeccionen los 300 o 400 puntos clave del vehículo. Igualmente, cada vez que oímos un ruido sospechoso o vemos que se enciende un piloto desacostumbrado, o una rueda que se deshincha, por prevención de lo peor que podría ocurrir, llamamos al taller. ¡Hemos tenido muy en cuenta los pródromos de un eventual accidente futuro!

Resumamos un poco todo esto para retorcerles el cuello a esas creencias que tienen un aspecto imponente, pero ponen en peligro nuestra salud.

a) Ya hemos comprendido que nuestra prioridad no es llevar razón a cualquier precio, sino actuar de modo que no pongamos en grave peligro nuestra salud, nuestro cuerpo, «ese vehículo biológico» que quiere circular de modo seguro en este planeta. Lo mismo que, en carretera, alguna vez hemos cedido el paso a un camión mucho más grande que nosotros, aunque teníamos la prioridad, ¿verdad que sí?

   Si uno le tiene más cariño a sus creencias que a su propia vida, entonces es inútil cambiar, pero algunas veces hay que aprestarse a pagar el mayor precio.

   Lo que constatamos después de un *bio-choc* de gran intensidad es que ha empezado una cuenta atrás, y que, mientras el *resentir* emocional siga siendo el mismo, esa cuenta atrás solamente se detendrá con una enfermedad (que todavía no conocemos).

   Como dijimos anteriormente, si ya estamos enfermos o, simplemente, somos portadores de pródromos debidos a una situación conflictual sin solución, es que en alguna parte nos hemos equivocado, extraviándonos en una creencia que es errónea. Es esta una base que es sano aceptar, y que, por supuesto, puede no gustarnos, pero nos permitirá evolucionar.

b) Esto lo conoce muy bien el jugador de ajedrez. Si participa en torneos y practica este juego a alto nivel, ducho en estrategias y en tácticas, cuando al inicio de la partida se equivoca en sus cálculos creyendo hacer una buena jugada, antes o después deberá encajar la pérdida de varias piezas o de la partida.

En lo que nos atañe a nosotros, los humanos que no queremos jugar con nuestra vida, tenemos que cambiar nuestra percepción, nuestro punto de vista, para cambiar el *resentir* prepatológico y dirigirnos hacia la sanación devolviendo nuestro estrés al nivel de los estadios 1 o 2.

c) Al hacer esto, los pródromos, los primeros síntomas, nos dirigen a un *feed-back* de los errores que hemos cometido en contra del ser universal que está en nosotros. Nos indican que nos hemos «salido de la carretera», que se han producido transgresiones de sus códigos biológicos de funcionamiento. El error de percepción viene del conductor que conduce «con la nariz pegada al parabrisas», creyéndose que está solo con la carretera en una relación dual. Pero está él, está la carretera y, a veces, el otro que viene de frente...

Además, las realidades del universo nos sitúan en una relación no solamente dual en la que estamos nosotros y el otro (la parte contraria), sino también uno y todos los demás. Así como uno y el resto del mundo, el universo que nos rodea y del que, por supuesto, somos un componente natural.

En términos absolutos, en el instante en el que miramos al pasado que tenemos detrás, todo está en su sitio, ¡considerando el orden y el caos organizados por el destino!

En efecto, lo que ocurre, y por consiguiente lo que es, es exactamente aquello en lo que habríamos debido pensar si hubiéramos podido pensar en todo. Es la solución perfecta de lo que debía acontecer en un tiempo T y en un lugar L. Es el modelo perfecto de la realidad en su singularidad. Es la normalidad a la escala del universo.

Así ha ocurrido en cada época de la evolución sobre la Tierra. Volcanes, glaciaciones, dinosaurios, megacometas cataclísmicos, mamíferos, primeros hombres y guerras tribales, civilizaciones que nacen y desaparecen... Tenemos demasiada tendencia a considerar que lo que nos incomoda es anormal. Para nosotros cierto que sí, pero para el resto del mundo eso es la normalidad. Si nos enteramos por la televisión de que ha muerto gente en Tailandia por los monzones, o después de un terremoto, o en las carreteras de la India, o debido a atentados en Oriente Medio... por supuesto que es algo muy grave y lamentable, pero tampoco nos extraña tanto. Es casi normal. En cambio, si se viera implicado uno de nuestros allegados, sería totalmente inaceptable. Nuestras creencias fluctúan según la escala en la que las empleamos.

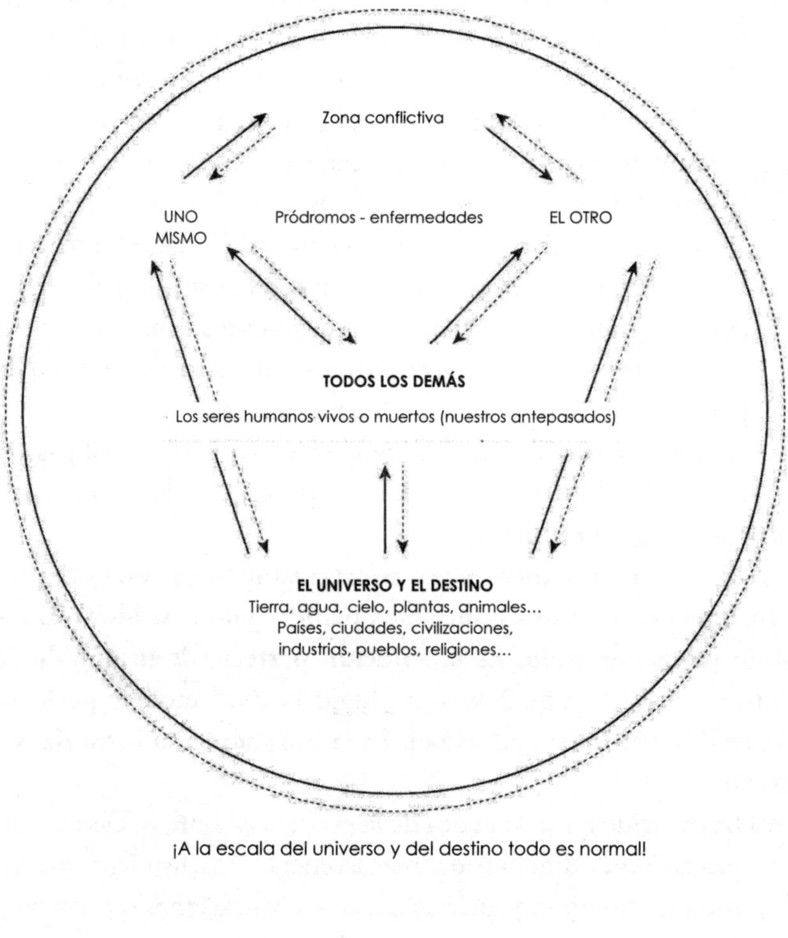

¡A la escala del universo y del destino todo es normal!

Para cambiar de creencia en un conflicto que perdura y conduce a la enfermedad, tenemos que cambiar nuestra escala de percepción de las cosas, ahí donde todo es normal.

Porque el todo *inter-reacciona* sobre el todo, porque cada uno interfiere más o menos directamente sobre el otro mediante los intercambios de comunicación y las conexiones mutuas. Tenemos que admitir que a veces nos es preciso salir de nuestra burbuja de confort, de nuestro miniuniverso, y tomar en consideración el de los demás. Relativizar. Cada uno tiene la intención positiva de querer tener éxito en su propia esfera, pero la realidad es múltiple y sistémica. Lo que movemos aquí provoca movimiento allá, muchas veces sin que nosotros nos enteremos, como un artilugio móvil encima de una cuna. Si fuéramos seres etéreos sin cuerpo, sin carne, sin emoción, sin código biológico que nos encierre, una especie de Google vivo, nuestros errores solamente serían intelectuales y nuestros cálculos o nuestras operaciones simplemente habría que repetirlos. Pero en el ser humano ocurre algo totalmente distinto.

¿Cuántas enfermedades podrían evitarse en la raíz, en la fuente, si tomáramos en cuenta unas cuantas verdades elementales que están al alcance de todos?... ¿cuántas dolencias, trastornos digestivos, parálisis, asmas, cánceres... no verían la luz jamás, porque se les impediría nacer?

En verdad, en las pruebas con las que nos topamos, en las que luchamos, en los conflictos dolorosos que nos oponen a los demás, o a la adversidad de la vida, ¡siempre somos nosotros los que más daño nos hacemos!

Somos nosotros los verdugos más implacables de nosotros mismos; les damos vueltas a nuestras disputas y las rumiamos sin cesar, por ejemplo la ira o el rencor que no pudo expresarse verdaderamente, repitiendo la escena a lo largo del tiempo 10 veces, 20 veces, incluso 100 veces. Esta amplificación se hace en nuestra presencia, en la sombra, en el silencio de las noches sin sueño, muchas veces sin más filtro que nosotros mismos. Entonces se activa sin tregua la red del estrés del ortosimpático, poniendo en alerta y en efervescencia a los órganos implicados en esa mala historia (como el hígado y la vesícula biliar en el caso de la ira), excavando así el cauce de la futura enfermedad.

Las tomas de conciencia que nos aporta esa historia conflictiva

Has recogido más arriba lo que te es personal y quieres utilizarlo para estar mejor o no agravarte. Recapitulando, podemos recuperar todo o simplemente una parte de lo que sigue:

1. **Lo que se manifiesta en el presente:**

- un *bio-choc* ligado a una situación conflictual que se mantiene desde hace cierto tiempo;
- pródromos formados por signos psicosensoriales y funcionales;
- a veces, signos biológicos, radiografías, ecografías, escáneres que están ahí;
- la medida de los estadios del sobreestrés y de las fases (alerta, resistencia o agotamiento);
- se trata también de un período activo de inicio o de fin del estrés, con signos de reparación (períodos llamados fríos o calientes);
- se ha evaluado la masa M conflictual;
- se verbaliza un *resentir* emocional, una queja muy específica;
- se apunta a ciertos órganos muy precisos;
- la simbología del cuerpo viene a confirmar ese *resentir*;
- se desprende una creencia que está en el origen de todo esto (ese es el error de nuestro cerebro estratégico, que nos encamina hacia una pista falsa).

2. **Lo que viene del pasado está ligado a nuestra historia personal:**

- un pequeño cuestionario sobre nuestra identidad;
- una rejilla doble sobre los momentos de vida negativos y positivos;
- un árbol genealógico sucinto;
- informaciones globales sobre nuestra vida fetal;

- la puesta en evidencia a veces de nuestro proyecto-sentido;
- los acontecimientos decisivos de nuestra vida (desde el nacimiento al día de hoy);
- la elaboración del estresograma del conflicto actual con su carga emocional. Se añaden a esa curva conflictos similares (programantes) que vienen del pasado y tienen una carga afectiva parecida.

3. El cambio de escala de percepción de nuestro conflicto actual:
- ¿Qué creencia ha cambiado o debe cambiar para expresar y dejar de imprimir?
- ¿Qué pródromos empiezan a disminuir o a desaparecer para acercarse al estadio 2 o 1?

Todo esto constituye un conjunto de informaciones ya de gran riqueza para el desencriptado de las causas de nuestra dolencia actual, pero también para uno mismo, dentro de un objetivo de evolución personal.

A la luz de las tomas de conciencia que han podido emerger de nuestras pesquisas, constatamos a veces el inicio de un proceso de sanación que se ha puesto en marcha de manera natural. Ciertos signos psíquicos, emocionales y físicos remiten progresivamente, cediendo el sitio a signos de vagotonía como: fatiga, lasitud, edema en el órgano que sea, manos calientes, temperatura que aumenta, desinterés repentino por ciertas cosas. El psiquismo se aquieta. Todo se regenera al mismo tiempo y a todos los niveles. Esto es la fase de convalecencia de las somatizaciones de ese estrés que nos preocupaba. La mayoría de las veces, esta fase cursa sin síntomas.

No obstante, el saber y la toma de conciencia no siempre bastan, y necesitamos encontrar recursos nuevos. Hace falta tiempo para desenganchar un cortejo de dolores, de sensaciones desagradables, de emociones y de síntomas que se habían asentado en nuestro cuerpo, nuestra memoria y nuestra vida.

Así que, mediante la práctica de ciertos protocolos, encaminaremos nuestra actuación a liberarnos de las emociones negativas pertinaces, de los miedos fósiles que están estancados y nos siguen envenenando.

Ejercicio práctico de visualización: yo recojo mi parte

Ejercicio tomado como préstamo de la autohipnosis que podéis grabar también:

- Me tumbo o me siento cómodamente en un lugar tranquilo y me relajo completamente durante unos minutos cerrando los ojos.
- Después me sitúo mentalmente en la situación desagradable de origen...
- Decido volver a ver, a oír, a sentir, a revivir plenamente pero por última vez esa situación, mientras respiro con normalidad.
- Después decido perdonar a la (o a las) persona(s) incriminadas en mi recuerdo. Espiro a fondo y veo a esa persona alejarse cada vez más e irse haciendo cada vez más pequeña.
- Después corto el lazo o el cordón imaginario que me unía a ella en aquel evento.
- Recojo mi parte y le devuelvo la suya. Puedo también arrancar suavemente ese cordón igual que se arranca una planta de raíz... y luego quemarlo.
- Después imagino que se construye a mi alrededor una burbuja protectora de luz, amplia y bienhechora, en la que voy a poder viajar a través del espacio y el tiempo.
- Voy a ir así a decirle a la otra persona todo lo que me quedaba por decirle, todo lo que me pesa aún, lo tengo en el corazón y lo quiero sacar. Me tomo todo el tiempo que necesite.
- Después tomo una inspiración profunda, como para recuperar la energía que en otro tiempo gasté en mantener ese vínculo inútil y malsano. Y espiro tranquilamente con un sentimiento de equilibrio recuperado.

– Mediante ese perdón, desactivo los lazos del malestar, esos lazos nefastos que me mantienen en relación con el acontecimiento perturbador, pero no corto los otros vínculos que tenía con esa persona y que eran positivos.

Finalmente, empiezo a visualizar a esa persona feliz, en lo personal, en lo profesional, logrando todo lo que para ella es importante, igual que haría con un ser al que amo... Y todo esto con una respiración tranquila y regular.

Cuando me siento apaciguado y satisfecho, me preparo para volver a salir de este estado de relajación y para abrir los ojos, recuperando mi tonicidad habitual y una especie de energía nueva mediante esta libertad recuperada.

Desencriptado de las creencias irracionales ligadas a tu sobreestrés

● Mediante un estado de relajación/meditación

■ Ejercicio práctico de visualización:

Encuentra un lugar tranquilo en el que estés seguro de que no te van a molestar, y te sientas o te tumbas cómodamente. Después dejas que tu cuerpo se afloje y se relaje profundamente durante unos minutos cerrando los ojos.

Dejas que venga a tu mente un recuerdo agradable (mar, montaña, campo o lo que sea) o bien recoges de tu imaginario un lugar seguro (la habitación, el despacho, la casa de tu infancia o junto a un árbol del jardín) en el que estás perfectamente bien y seguro... y visualizas eso durante unos instantes.

Deseas obtener informaciones del evento que está en el origen de ese problema que te ha procurado ansiedad y todo un conjunto de pequeños síntomas ya fastidiosos. Decides modificar **la creencia** que mantiene vivo **tu *resentir*** X o Y.

Para ello, en tu estado de distensión, exploras las creencias inapropiadas que has podido desarrollar durante el desarrollo del evento, que puede ser interior o exterior, real o imaginario:

¿Se trata de un conflicto interno? A veces nos apetece hacer algo y al mismo tiempo lo contrario, o quizá se trata de una culpa con un deseo de autocastigo.

¿Se trata de una identificación con alguien de tu entorno o con un personaje imaginario?

¿Se trata de un suceso traumatizante del pasado que resurge? ¿O de una causa psicológica totalmente distinta?

Si un órgano o un tejido se han visto particularmente afectados, ¿concuerda **su simbología** con tu *resentir*?

Una vez identificadas la situación problemática y la creencia que está en su origen, me aflojo aún más y visualizo una última vez las imágenes que me vienen, las palabras que nos dijimos, el contexto, mi es-

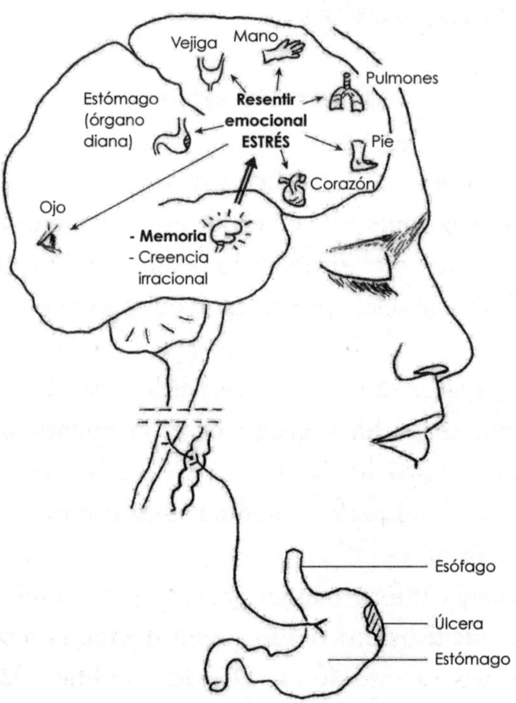

Creencia irracional y progresión del estrés sentido hasta el síntoma

tado mental de aquel momento y las emociones negativas, el estrés que sentí... Después, una vez que tengo el sentimiento **de haber reencontrado la fuente** de mi conflicto, me dispongo progresivamente a salir de ese estado de relajación y a abrir los ojos.

A continuación, según el procedimiento socrático, me hago **otras preguntas** con el fin de intentar identificar mis creencias irracionales y, a veces, anoto las respuestas:

- ¿Y si mi creencia fuera falsa?
- ¿Hay alguna razón racional para esta creencia? ¿Se asienta en un hecho real, lógico, y en qué prueba descansa? ¿Se remonta a mi infancia?
- ¿Es frustración? ¿Vergüenza? ¿Envidia?
- ¿He tenido demasiadas exigencias, normas demasiado rígidas, imperativos a los que me atengo voluntariamente?
- Mis juicios sobre los demás o sobre mí mismo, ¿son demasiado radicales?
- ¿Mis comportamientos son siempre negativos, con denigración constante del otro?
- ¿Realmente es tan espantosa e insoportable la situación?

Según las respuestas que obtenga, haré oposición a mis creencias irracionales e intentaré adoptar creencias más realistas y positivas:

Puedo tomar distancia, disociarme, cambiar de escala de percepción y relativizar toda esta historia.

Identifico y reconozco la intención positiva subyacente que voy a procurar satisfacer.

Tengo deseos y anhelos, pero que ya no son exigencias.

Constato los destrozos, los daños, las pérdidas y puedo tener remordimientos o lamentar que ese suceso se haya producido así.

Aunque la situación me siga desagradando, acepto la frustración, ahora la tolero.

Entonces, si así lo deseo, puedo relajarme de nuevo y cerrar los ojos con el fin de visualizar esa antigua creencia modificada. Recupero mi lugar seguro o mi recuerdo agradable durante unos instantes... medito así sobre los nuevos pensamientos, mis nuevos sentimientos. ¿Puede reproducirse a día de hoy un acontecimiento de ese tipo? Incluso si se reprodujera, ¿cómo lo afrontaría yo? En esta misma situación, ¿cómo reaccionaría otra persona?

Finalmente, puedo visualizarme positivamente en el futuro, sin los pródromos ni todos los síntomas que tenía antes. Dejo venir las imágenes del cambio y, cuando estoy en paz, decido salir de ese estado y abrir los ojos a mi propio ritmo.

● A. Programarnos positivamente en el futuro y/o vernos curados

■ Ejercicio práctico de relajación y meditación:

Antes de hacer el ejercicio de aceptación progresiva de un mejor estar en el futuro, reformula a tu manera, en tu lenguaje o mentalmente, lo que te preocupa en tu salud o respecto a tus proyectos inciertos. Todo lo que ha conducido al conflicto que te mantiene en estrés...

Después, te sientas o te tumbas cómodamente en un sitio tranquilo en el que no corras el riesgo de que te molesten. Dejas que todo tu cuerpo se afloje completamente durante unos minutos cerrando los ojos. Durante ese tiempo, tu mente es libre de dejar circular cualquier pensamiento que se presente y que tú acoges.

Después, concéntrate y recupera los momentos de estrés asociados a la imagen más representativa de esa experiencia negativa o del momento más penoso de ese evento asociado a las emociones incómodas.

Poco después, puedes regresar a tu pasado para recuperar un recuerdo agradable o un lugar seguro en el que te sientes bien y que contemplas aquí tranquilamente. Puede ser un aprendizaje logrado del que estás orgulloso, un recuerdo de viaje que fue decisivo, el haber aprobado un examen, una oposición, el haber conocido a una persona importante para ti... ¡es decir, un verdadero recurso!

Después, vuelve a ver la situación perturbadora actual asociada a ese nuevo recurso que ha venido del pasado, medita sobre ello. Luego, represéntate una o dos imágenes positivas en un futuro próximo. Visualiza una situación en la que intervienes tú personalmente. Como, por ejemplo, verte vencer en una competición deportiva y ganar un trofeo, o aprobar una oposición administrativa y que al mes siguiente te contraten en una empresa. O incluso verte tomar el avión, liberado de todo miedo, y aterrizar, con la sonrisa en los labios, en tu destino.

Si estás enfermo, en el grado que sea, verte realmente curado en los meses que vienen, asociado con una nueva creencia positiva. Asociado también a veces a un tratamiento médico que hemos mantenido, y liberado de todo dolor o malestar, reanudando una vida normal. Vida normal como antes, visualizando bien todos los detalles del cambio, medita sobre eso.

Durante el desarrollo de esta visualización, si surge alguna duda o te invade alguna ansiedad, deja que tu mente recupere más en detalle tu recuerdo agradable en un lugar seguro, o cualquier recurso que te sea familiar. En cuanto se deje sentir alguna mejora, reanuda tu visualización hasta su resolución feliz.

Finalmente, prepararse para salir de esa relajación cada uno a su propio ritmo y **para abrir los ojos** con el fin de recuperar la tonicidad habitual.

Actos simbólicos de reparación y de liberación emocional

El lenguaje simbólico es el lenguaje del cerebro. El objeto simbólico da acceso a nuestro inconsciente y permite transmitirle una nueva información. Para el cerebro, la enfermedad es un automatismo, es su mejor solución. Reprogramar nuestro inconsciente es ocuparnos de nosotros mismos para intentar levantar el obstáculo que pone un candado a nuestro conflicto, o sea, ser en parte responsables de nuestra sanación. En realidad, estos diferentes actos simbólicos, cuando los hacemos, no van dirigidos a los demás (padres, antepasados...), sino a nuestro cerebro. El mensaje debe enviarse una sola vez. Milton Erickson tenía costumbre de prescribir con frecuencia a sus pacientes actos o tareas que realizar, con gran asombro de estos. ¡Se esperaban vivir una sesión de hipnosis y se marchaban con deberes para hacer en casa! Por eso mismo, los resultados no se hacían esperar, para gran satisfacción de estos.

El principio activo del acto simbólico es situar en el exterior los elementos sensibles que nos incomodan, procedentes de nuestro mundo interior. Sobre todo las cosas no dichas.

Es también volver a poner en escena y en situación el acontecimiento traumático, para atenuar su efecto. En el acto terapéutico, tomamos algo que está en el pasado y lo traemos al presente, lo que hace que lo recreemos con consciencia, aunque esto ya represente una alucinación.

Al volver a poner en escena, modificando esa forma, esa historia, esa alucinación, empieza a recrearse otra cosa nueva. Leer, de Élisabeth Horowitz, *Les actes libérateurs*,[21] publicado en ediciones Chemin de l'Harmonie.

1. En este ejemplo, la persona vive una situación de doble coerción que la tiene atrapada. Es un conflicto, no puede aceptar ni rechazar. Jean nos dirá: «Viví algo muy difícil con mi padre en mi adolescencia y nunca pude volver a hablarle de ello. ¡Lo tuve guardado en el corazón durante años!».

   El Acto que se le aconseja consiste en escribir una carta dirigida a su padre. «En ella, Jean, cuente usted todo lo negativo que sintió y que sigue envenenándole la existencia hoy día. Usted cuéntelo todo en sus mínimos detalles, todo lo que nunca se atrevió a decirle. Una vez escrita la carta, espere unos días y vuélvala a leer. Después, la entierra o la quema».

2. Cuando a una persona no la crio su madre al pecho y lo vive como una frustración irreparable, porque a sus hermanos y hermanas sí se lo dio.

---

21. *Los actos liberadores (N. de la T.)*

El Acto simbólico que puede hacer será comprarse un tubo de leche condensada azucarada, que a veces tiene forma de biberón. Pedirle al objeto que represente la violencia sentida debido a que no se le diera el pecho en el momento del nacimiento y la frustración en el momento del destete.

Después, escribirle una carta a la madre para decírselo, y mandarle al mismo tiempo el tubo lleno de leche. Ejemplo de carta: «Querida mamá, mediante este acto simbólico te devuelvo toda la violencia que he sentido por no haber sido amamantado después de mi nacimiento, etc.». O bien enterrarlo todo en un jardín, diciendo las palabras que te vengan, y plantar una mata de flor encima.

3. Una persona nos cuenta una historia singular: «Mi madre solía repetirme, en sus días de vejez, cuando estaba enferma y muy frágil: "Louis, me gustaría que me llevaras a ver la Torre Eiffel, porque hace muchísimo tiempo que me apetece, ¡así después ya me puedo morir!". Retrasando voluntariamente esa visita durante años, tuve el sentimiento de prolongarle la vida, pero sigo teniendo dentro de mí el gran pesar de no haber satisfecho su curiosidad y realizado su deseo».

   El Acto reparador se hizo en su muerte, el día de su entierro, Louis, al que poco antes se le había ocurrido espontáneamente realizar una acción reparadora, compró una pequeña Torre Eiffel de bronce en una tienda para turistas. Al darle su último adiós, deslizó discretamente en el ataúd aún abierto ese objeto, junto a su corazón. Ese acto le proporcionó a Louis mucho consuelo.

4. Para cualquier síntoma, enfermedad o situación difícil, podemos, mediante una representación gráfica simple, tosca o elaborada, expresar lo que sentimos a nuestra manera:

   Acto: hacer el dibujo de la última enfermedad que tuvimos y lo que representa para nosotros.

5. En los casos de sucesión, las cosas no siempre transcurren bien entre los herederos.

   Acto simbólico: enterrar al pie de un árbol una figurita, una foto o una pequeña joya representativa que haya sido la manzana de la discordia de una familia durante la negociación de una herencia.

6. Modelo de reparación para restituirle el abuso que hemos sufrido (sea el que sea) a la persona responsable (o cualquier otro sufrimiento).

   Acto: decirle, tomándolo aparte en un lugar neutro, o visualizar lo siguiente:
   - Mira, te recuerdo lo que me hiciste y lo que ocurrió.
   - Esto es lo que yo sentí durante el abuso (asco, vergüenza, placer, culpa, ira, falta de respeto, violencia y miedo por mi vida).
   - Esto es lo que eso produjo en mi vida (sigo en psicoterapia, no consigo vivir con un hombre, o tengo dudas, no tengo confianza en mí y mi vida es un fracaso).
   - Esto es lo que todavía me sigue haciendo sufrir hoy...
   - Esta es la reparación que me debes. (Ejemplo: que me pida disculpas delante de toda la familia, o recibir un cheque simbólico por uno que no llegamos a cobrar, o escribirle una carta para decirle esto y pedirle que lo reconozca).
   - Restablecer el vínculo y el lugar de cada uno actualmente.
   - Tender un puente hacia el futuro, hacia lo que podrán ser o ya no ser nuestras relaciones, habida cuenta del secreto revelado y de esta confrontación...
7. Para un trabajo sobre las memorias heredadas de nuestros antepasados.

   Acto simbólico: escribir nuestra carta poniendo como título:

Memorias ancestrales celulares,
memorias biológicas

Yo, ____
número ________________________ del rango de fratría cuando aún estaba en el vientre de mi madre, no voy a conservar indefinidamente el peso de los dramas de mis antepasados, de modo que, mediante este acto simbólico, decido liberarme de esta herencia a nivel de mi ADN, mediante reapertura «epigenética» de los genes correspondientes. Mediante esto, me reapropio de mi árbol genealógico y lo purifico.

(De lo que aparece aquí debajo, quédate solamente con lo que te afecte y hayas encontrado durante el desencriptado de tu árbol).

Por ello mismo, me libero de las memorias ligadas:

- a los abandonos;
- a las muertes de hijos en el parto, a la pérdida de hijos en la guerra;
- a las pérdidas de integridad;
- a las leyes del silencio;
- a las muertes por enfermedad (cáncer...);
- a las muertes por suicidio, ahogamiento, asfixia, accidente;
- a las pérdidas de territorio;
- a los sufrimientos relacionados con la cabeza;
- a las pérdidas de dinero, a las bancarrotas estrepitosas;
- a las violencias sexuales, tocamientos o abusos de cualquier otro tipo;
- a las muertes de padres o madres, a la viudedad, a los huérfanos;
- a los adulterios, separaciones y dramas sufridos por los niños acogidos en los servicios de Asistencia Social;
- a la falta de amor hacia algunos;
- y otras cosas.

Pero estas memorias ya no son mías, me libero de ellas con el fin de realizar, para mí, el verdadero sentido de mi vida y aliviar también a mis ascendientes y a mi descendencia. Me libero de ellas con mayor razón porque, no habiendo yo nacido todavía cuando se produjeron, todo eso no me pertenece en absoluto.

Protocolos para la gestión y la prevención del estrés

- Limpiar es bueno, no ensuciar es mejor

1. Acepta todo lo que ves y oyes, todo lo que ocurre en el exterior en cada instante.

   ¿Puedes elegir? Lo que sea, ocurre; no te ocurre a ti. Ocurre, transcurre fuera de ti; nunca en el interior. Tú tienes las llaves, tú abres o no el paso hacia tu espacio interior; y esto se produce por tu porosidad, tu ingenuidad, tus expectativas de más fusión, tus dependencias afectivas, tus miedos.

¿Qué es lo que te impide aceptar la realidad exterior? Tu memoria, tu imaginación, tu soberbia… «Esto no debería ocurrir tal como está ocurriendo». La fuente del placer, del amor que se aleja, debería quedarse junto a mí. La violencia no debería dirigirse contra mí, etc.

2. Comprendes lo que te ocurre.

   ¿Cómo? ¿Por qué? Captas la evidencia del origen (capítulo 1 del estrés: el *bio-choc*), la enfermedad procede de un instante, de una necesidad no satisfecha.

- Expreso o imprimo

3. Metáfora del perro dentro de la casa. Entra y ya no puede salir.

   Abro la puerta. Es decir, voy expresando sobre la marcha todo lo que ocurre dentro de mí, en mis células, en mi sistema neurovegetativo, el de la vida inconsciente, es decir, mis *resentires*.

   Tengo miedo, me siento desesperado, tomo conciencia de mis necesidades no satisfechas y lo digo, lo escribo.

- No identificación

4. Medita (véase Eckhart Tolle, *El poder del ahora*).

   Encuentra dentro de ti un lugar: sin identificación, sin dependencia, sin expectativa. Se denomina «vivir en el presente». Es un lugar sin conflicto posible. Y planta tu tienda ahí; sitúa ahí tu conciencia, quédate ahí y observa lo que antes tomabas por un problema.

   Véase el protocolo sacado del libro de Eckhart Tolle.

5. Observa quién está enfermo y disóciate del síntoma.

- Observa

6. En cuanto se presente el menor síntoma, el mínimo cambio físico, emocional, etc., por exceso o por defecto:
   - sueño;
   - alimentación y apetito;

- cambio de humor;
- sexualidad y libido diferentes;
- mutismo o verborrea;
- pensamientos obsesivos;
- sensaciones corporales diferentes, etc.

Busca y luego saca a la luz desde cuándo y qué es lo que has vivido concretamente, conflictualmente, con contrariedad, represión o rechazo y de lo que no has hablado.

7. «Conócete a ti mismo», decía Sócrates. Tus reacciones, tus funcionamientos, tus patrones, tus estrategias de evitación. En caso de imprevisto, ¿cuál es tu tendencia?
- huida;
- ataque;
- astucia;
- mentira;
- parálisis;
- otra cosa.

Toma distancia respecto de esa reacción automática y pregúntate si es la mejor, la más eficaz y deseable, la más adaptada.

8. Cuando tienes un *resentir* negativo, una contrariedad, una frustración, toma conciencia de la necesidad no satisfecha:
- amor;
- reconocimiento;
- libertad;
- seguridad;
- etc.

Y exprésate mediante palabras. Di en voz alta: «Necesito… Necesito…». Hasta una liberación total, completa, y cambio.

9. Cuando reaccionas a un estímulo externo, disóciate de ti mismo y obsérvalo.

Esto es diferente a una huida, a una negación, a una denegación o rechazo. No es cuestión de salir de uno mismo para irse a lo fútil, huir al imaginario construido, sino de ser observador, de ser la conciencia presente; esto es totalmente diferente.

Observa quién reacciona dentro de ti ante lo que te ocurre, lo que pasa.

- ¿Qué edad tienes cuando reaccionas?
- ¿A qué o a quién reaccionas?
- ¿Enfrente de quién o de qué estás?
- ¿Cuál es tu necesidad no satisfecha?
- ¿Qué necesitas para poder aceptar esta situación?
- ¿Cuál es el aprendizaje que no habrías tenido sin esta experiencia?

■ A veces nos es necesario perdonar y/o perdonarnos

En esa historia conflictiva (tomada como ejemplo), tuvimos el sentimiento de vivir una injusticia. Todavía seguimos enfadados y hemos tenido muchos deseos de venganza. Por eso mismo, mantenemos dentro de nosotros ese estado tóxico, contaminante, con ideas negras contra esa persona.

A día de hoy, no hemos podido realizar nuestra venganza porque la adversidad era demasiado fuerte. Nuestro ego está herido y no se recupera.

Por eso, durante este tiempo, somos nosotros los que resultamos afectados, alcanzados, casi enfermos con signos prodrómicos muy presentes (ansiedad, insomnio, pesadillas, trastornos digestivos diversos, entre ellos un dolor de vesícula biliar a la derecha, irritabilidad, adicción a los tranquilizantes, al alcohol o al tabaco...). Todo esto porque no nos decidimos a soltar ese oscuro asunto. Incluso podemos revertir y mantener ese rencor contra nosotros, por no haber sido capaces de obtener reconocimiento o reparación de esa injusticia.

Ahora bien, a la vista de los destrozos causados a nuestra salud, en prevención de un agravamiento, ahora podemos decidir actuar de otro modo, aunque llevemos razón. Siendo la prioridad perdonar para estar mejor, dejando nuestro amor propio a un lado, nuestro ego, que se convierte en una tara, en un defecto, si lo mantenemos ciegamente. Ante lo que es un obstáculo aún infranqueable, ¿hemos de agravarnos nosotros más, perder nuestra salud, aunque el otro no lleve razón?

Así pues, aquí perdonar es aceptar la diferencia cambiando de escala, es aceptar que otros sean más fuertes que nosotros, con necesidades y concepciones del mundo diferentes de las nuestras.

¿Qué ganamos nosotros en todo eso? Ya has comprendido: regalarnos sobre todo la paz de la mente, el espíritu y el cuerpo, así como una experiencia enriquecedora para nuestro futuro. Acordarnos, en fin, de que el perdón existe también en todas las religiones.

En resumen:

- acepto;
- comprendo;
- expreso;
- dejo de identificarme;
- observo;
- me disocio;
- miro la historia;
- descubro la necesidad que hay detrás del conflicto.

Conclusión

Para el respeto del ser en nosotros

Para hablar de la prevención de las enfermedades, primero tenemos que hacernos preguntas sobre lo que somos. ¿Y quién somos al inicio de este 3.er milenio?

Si unos extraterrestres dotados de inteligencia y de grandes avances tecnológicos nos observaran de lejos y desde hace mucho tiempo, verían seres que circulan por este planeta en un cuerpo totalmente adaptado a las condiciones extremas de este astro que gira alrededor del Sol. Admirarían a ese terrícola que sobrevive a pesar de las condiciones de temperatura, de los gases propagados por la atmósfera, de los líquidos desbordantes y profundos de los océanos, de la química de los suelos... constatarían que la gravitación terrestre lo mantiene en la superficie, que se alimenta de plantas que recoge y de seres vivos que caza, diferentes y más pequeños que él. Además, que emite sonidos, que habla, que ama, se reproduce, evoluciona y se transforma.

En efecto, nuestra condición humana hace que desde el momento de nuestro nacimiento vivamos en un cuerpo que ya tiene varios millones de años de edad. Él es el fruto, gracias a los ascendentes de innumerables vidas acumuladas y miles de millones de experiencias, algunas de las cuales se han memorizado y conservado y luego se han transmitido a los descendientes. Ya viene preparado con programas neurológicos eficaces, sofisticados, y con unas constantes biológicas que lo mantienen en un equilibrio biológico estable. Además, su última gran mutación ha dotado sus órganos y su cerebro con una expansión de conciencia que va más allá de él mismo, y tiene capacidad para pensar. Este organismo nos lo presta la vida, pero todavía no es nosotros... Pierre, Jacques, Marie o Pauline, ser espiritual único y pensante. Debido a esto, conviviremos toda nuestra vida bajo la forma de dos entidades imbricadas, injertadas, pegadas una a la otra pero muy diferentes. La paradoja aquí es que el cuerpo y la mente serán indisociables, pero casi siempre ignorantes uno de la otra. ¿Qué sabe el consciente de las reacciones químicas del hígado a lo largo de los días, y qué sabe el inconsciente del continente en el que se encuentra Nueva York?

Esa pareja sufre y se alimenta de sus diferencias. El uno permite al otro existir y el otro adaptarse. Pero uno brilla por su constancia, por su estabilidad en su funcionamiento, mientras que el otro evoluciona muy deprisa, no tiene límite y quiere conquistar el mundo en todos los planos: geográficos, humanos, materiales, culturales, científicos, espirituales...

Las dolencias y las enfermedades de origen psíquico vendrían de que el consciente desconociera o no respetara los límites de su compañero, el cuerpo. Arrastrado por su carácter y sus ambiciones, él a veces querría arrastrar al inconsciente hacia excesos que este no siempre puede soportar (adicciones, exceso de trabajo, conflictos interminables, deportes peligrosos, etc.). El organismo manejado por el inconsciente es, lo primero, cuidadoso de mantenerse vivo. Como hemos desarrollado más arriba, en caso de peligro real ciertos órganos se ponen en alerta, en tensión, en estrés, con el fin de plantar cara y adaptarse. Pero el pensamiento tiene el poder de hacerle creer al cuerpo que el peligro persiste una vez que el suceso ha pasado y ya no existe. El drama viene del pensamiento, que, orgulloso de su creencia y seguro de su buena fe, persiste (muchas veces inocentemente) aterrando al inconsciente, representándole ese peligro sin cesar mediante imágenes y situaciones sobreestresantes. Todo esto conlleva en él, a largo plazo, la necesidad de instalar síntomas reactivos de defensa o enfermedades en el espacio biológico que todavía controla.

Lo que modestamente hemos querido demostrar en este trabajo es que un mejor conocimiento del cuerpo y de sus primeras reacciones físicas, emocionales y psíquicas, o «pródromos», quizá nos permitiera anticiparnos a la aparición de una enfermedad. Además, la medida empírica del estrés, con sus fases y sus estadios, nos ofrece la posibilidad de cuantificarlo. La lectura simbólica del lenguaje del cuerpo y de sus órganos nos abre la comprensión inmediata de la sede de sus somatizaciones. Si bien nuestro cuerpo, en su estructura, es un viejo ancestro, nuestra historia personal, aunque más reciente, cuenta también para la construcción de nuestra identidad. Se añaden entonces y se combinan entre sí nuestra genealogía, los traumas repetidos desde nuestra infancia, nuestros logros, nuestras creencias, nuestra cultura, nuestros deseos, etc. Todo lo que constituirá nuestros filtros para abordar la vida.

Finalmente, se ofrecen unos cuantos ejercicios y protocolos para ejemplo de la gestión del estrés y de las emociones. Nos han parecido útiles para abrir otro camino hacia una apropiación personal más activa de nuestra salud, como complemento de los tratamientos médicos habituales.

GÉRARD SAKSIK

El misterio de lo vivo

Este libro tendrá el valor que tú le prestes, al igual que esa jornada que vas a vivir mañana, nueva y preciosa –o– rutinaria e insignificante, al igual que la vida de cada uno, ¿y a nuestro cuerpo? ¿Qué valor le damos? ¿Qué tiempo pasamos en escucharlo realmente, en respetarlo, en decirle lo importante que es? No mediante halagos narcisistas, sino con gratitud espontánea, mística, frente al misterio que representa nuestro cuerpo. Misterio de perfección. Ciertamente dudamos de ello cuando nos hace sufrir y cae enfermo; y, no obstante, él está ahí y con él también nosotros, conciencia encarnada y actuante y que siente los hielos del invierno y las decepciones amorosas, al igual que el perfume primaveral de una promesa imprevista en el recodo de un café...

¿Qué vas a hacer tú con este libro, con tu lectura? ¿Una entre otras? ¿Una más? ¿Y arrojarte a una nueva lectura? ¿O detenerte en ti, en tus *resentires*, tus emociones, tu historia, estar a la escucha del instante de tu vida? Este es el único que te hace estar vivo.

Ese es nuestro anhelo: haberte presentado un ser único y totalmente desconocido: tú mismo. Haberte enseñado un nuevo lenguaje: el de tu cuerpo. Apréndelo con toda urgencia. Él es el único que te habla realmente de ti, sin máscara ni fingimiento. Apréndelo con paciencia. Te permitirá pasar más tiempo en tu compañía. Ella lo es todo, increada, no nacida. Escúchale con consciencia.

Christian Flèche

Bibliografía

Abrezol, R. (Dr.): *Sophrologie et sports.* Éd. Au Signal, Chiron, 1988. (Trad. cast.: *Sofrología.* Ed. Robinbook, S. L., 1996).

Barral, J. P. y Mercier, P.: *Manipulations viscérales.* Éd. Elsevier, París, 2004.

Bobin, D.: «La Sympathicothérapie», *Thèse d'ostéopathie,* 1986.

Bourdiol, R. J. (Dr.): *Précis d'Auriculothérapie, Thérapie Manuelle (2 tomes), Réflexologie Kormique.* Éd. Maisonneuve, París, 1994.

Caycedo, A. (Dr.): *Progrès en Sophrologie.* Éd. Société Centrale de Sophrologie Médicale et Médecine Psychosomatique, París, 1969.

Cottraux, J.: *Psychosomatique et médecine comportementale.* Éd. Masson, París, 1981.

Delay, J.: *Traité de neurologie.* Éd. Masson. París.

Des Vignes Rouges, J.: *Dictionnaire de la guérison.* Éd. J. Oliven, París, 1947.

Dolto, B. (Dr.): *Le corps entre les mains.* Éd. Directeur de L'EFOM, París, 2006. (Trad. Cast.: *La cinesiterapia práctica.* Ed. Paidotribo, Barcelona,1995).

Erickson, M. H. (Dr.): *Hypnose thérapeutique.* Éd. ESF. 236, París, 1986.

Flèche, C.: *Dictionnaire de décodage biologique des maladies.* Éd. Le Souffle d'Or, París, 2012.

Hirigoyen, M. F.: *El acoso moral: el maltrato psicológico en la vida cotidiana.* Ed. Paidós Ibérica, Barcelona, 2013.

Jacobson, E.: *La biologie des émotions.* Éd. ESF, París, 1974.

Légeron, P. (Dr.): *Le stress au travail.* Éd. Odile Jacob, París, 2015.

LIPTON, B. H.: *Biologie des croyances*. Éd. Ariane. Canadá, 2016.

LOCKERT, O.: *Hypnose*. Éd. IFHE, París, 2013.

RICHARD, R.: *Ostéopathie du Rachis*, (tomes 1 et 2). Éd. Maloine, Lyon, 2000.

SACKSICK, H. (Dr.): *4 types hormonaux, 4 programmes de santé. Quel est le vôtre?* Éd. Josette Lyon, París, 2006.

SCHUTZENBERGER, A. A.: *Aïe mes aïeux. Liens transgénérationnels, transmission des traumatismes et pratique du génosociogramme*. Éd. Desclée de Brouwer, París, 1998.

TORTORA y GRABOWSKI: *Principes d'Anatomie et de Physiologie*. Éd. De Boeck Université, París, 2001.

VOLF, N. (Dra.): *Les mystères de l'oreille*. Éd. Assouline, París, 2016.

WEISCHENCK, J.: *Traité d'Ostéopathie Viscérale*. Éd. Maloine, París, 1982.

WEISS y ENGLISH: *Médecine Psychosomatique*. Éd. Delachaux et Niestlé, París, 1952.

Agradecimientos

Deseo dar las gracias en primer lugar a mis pacientes, varones y mujeres, que durante sus tratamientos y la atención médica que recibían, han tenido el valor de hablarme abiertamente de su experiencia vivida y de sus sufrimientos. He agradecido de verdad su sinceridad y su honradez. Mediante sus historias de vida han contribuido a la creación de este libro que les dedico.

Doy las gracias igualmente a mis numerosos formadores, quienes, mediante su enseñanza y su diversidad, me han aportado una visión rigurosa pero también holística de la salud. Gracias a mi primo Hubert que muchas veces ha sido mi mentor. Gracias a mi amigo Christian, coautor de este libro, que se ha unido a mí y que comparte la misma pasión por lo humano y su mejor estar.

No puedo sino dar fervientes gracias a mi esposa Muriel, que para mí ha sido una Musa, que me ha animado a escribir. Finalmente, no olvido a mis hijos y mi familia, los cuales, sin saberlo, han mantenido viva en mí la llama y el deseo de transmitir.

Gérard Saksik

Índice